越 专 注，越

瑜 伽 与 冥 想

牟木 著

北京时代华文书局

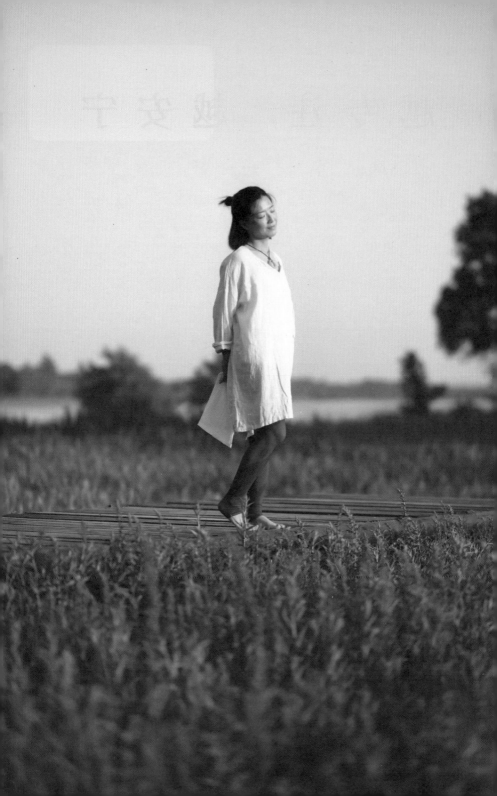

把瑜伽的事，变成人生的事

一个宁静的早晨，禅坐后，我从禅堂出来，照样打开音乐，慢慢地做早餐。心沉静时，盘碗蔬果都有静谧的光泽。清晨时，我多半会选择沉静温婉的音乐，窗外时有鸟鸣，像禅修后的呼吸，绵绵密密、若有若无的，让人沉浸在眼下的事情里。

伴着呼吸和宁静感受开始的一天，会让心如同经过晨光的洗礼，带着明亮与清安、虔敬与平常。走出房门开始待人接物时，我也会比从前带有更舒展的面容、更冷静的观察与更善意的交流。随着这些年瑜伽与禅修的持续练习，我渐渐领悟：觉知，该是自己生命的核心，而自己一直持续练习的这些古老的动静功法，也是为了让心每一天能从觉知出发，如实地观看、参与、提醒，并懂得什么时候该停下来。如果带着觉知，这一天或许事务忙碌，却可以让悠闲的心忙而不乱，沉而不坠；这一天或许轻闲无事，却可以让警觉的心闲而不散、轻而不浮。

从最初慢慢悠悠地开始、断断续续地习练，到把每天的独处时间交给瑜伽与禅修，我已经坚持二十年了。我的体重从起初的140斤减到了110斤，基本不反弹；整个人的面相也舒展和悦了；气色也从过去不健康的黯黄变得红润透着光亮。练习时间越久，方法越驾轻就熟，对于

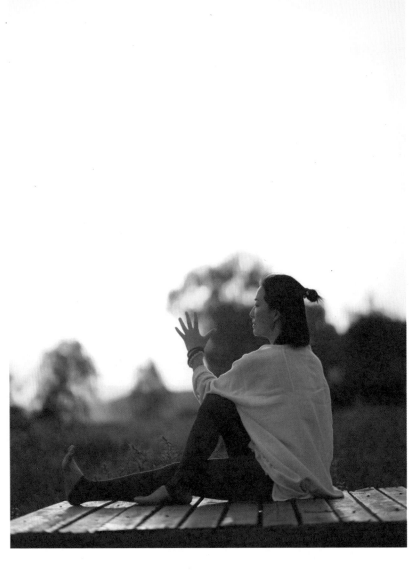

修行反而越来越不敢松懈了，甚至会把自己某一天的烦忧，归咎于今天在禅坐垫上最后那十几分钟的偷懒与放弃。很有意思的是，自己在瑜伽中那颗跳动不安和昏沉懒惰的心，其实就是每一天、每一刻面对种种生活事务的那颗心。

在修行中找借口不想继续做下去的念头和习气，与日常生活中总想寻找新鲜刺激、不安于现状、放任懒惰的习气，其实是一样的；在练习中总想挑战更难的动作和更标准的身材，和日常工作中缺少自信却总想攀比竞争、缺少安全感的心，也是同一的。日常身心受苦的那些根源，原来不是某个人某件事，而是一直以来的习气与观念。

修行让人越来越明晰地看清自己，甚至有时都会不好意思，但我尽量不去指责自己。我们每个人都是这样，困在了自己制造的问题里，解决一个问题又生出更多的问题。幸好遇见了瑜伽，遇见了一路指导自己的明师，开启了这趟归零的旅程，越往前走，越向内看。

修行是超越大脑学习与想象的，日复一日地精勤持续，忽然有一天身心会体验到松动的空间，变得更加明亮并敞开，知道观照、反思、忏悔，好像生活的一切视角开始改变了。真正的修行这才刚刚开始。这时，也才理解"生活即修行"的寓意。一切都不是说出来的，而是做出来的。

所以，起初是我在坚持练瑜伽，后来就是瑜伽在坚持推动我了。就如同每天需要用水洗净脸庞，感到清凉并保有清醒；瑜伽与禅修，便是每一天对身心能量的净化与激发，带着觉知，专注与放松地投入生活。修心，非得日复一日不可。

修行就是一场换心术——从缠心，到禅心。

牟木
于北京归零静修小院

目录

一

瑜伽
与
情绪管理

说"太极"，做"太急"

有一天和朋友说起一个人，我随口说："过去的事，我总懒得想，就让它过去吧。"回来后掂量了一下，我发现自己有点改变了。从前总喜欢抓着一些记忆不放手。美好的，怕失去了，不舍得忘记；不堪的，又总是想方设法绕道走，偏偏越绕道越忘不了。自己觉得正确的就要认真执守，一本正经地宣说，恨不得让每个人都明白、都认同。人家不理解、不认同的，自己心里就会给他贴个标签"这人和我们不是一类""这人不行"，日后当和其他朋友谈起此人时，就会分明地亮出观点，说出那人的种种以获得面前这个人的认同，期待某种安全感。

现在，我觉察到自己偶尔还会这样。但基于长期的禅修，天天在瑜伽中松开身体的界限感，在禅坐中看见自己的起心动念，我渐渐培养出对自己旁观的能力。再和朋友因为观点不同要辩驳的时候，旁观的"我"就会忽然跳出来，看看此刻的自己认真严肃非要证明什么的样子，还挺可笑的，也就欲言又止了。一次次的欲言又止，并没有让我变得压抑，反而感受到了沉默的美感。木心先生说："人之一生必须说清楚的话实在不多。"

"有那么严重吗？"这是我常问自己的第一个问题。这就把自己问住了，于是不愿意继续争辩下去。这些原本可能继续下去的争执和烦恼，随着这一问，也就减却了，转向下一件事情时，便能更投入，心里没残留太多执着，反而有一股轻松之感，觉得自己又把那个特别当真、较劲的自我驯服了，这便是生活里的禅修吧。

有意识地这样练习，刚开始是有点别扭的，如同每天习惯了顺着一条路走，忽然有一天换路线了，多少都需要几次走回老路、掉头重来、慢慢习惯新路的过程。慢慢地，新习惯彻底取代了老习惯，也就适应了。所以改习气不能急，要给自己一点时间来适应，出了错就重新改正，但不能耍赖放纵自己。

修行就是修正自己的行为习惯，日复一日地，慢慢来。长此以往，我们发现自己不那么在意别人怎么看自己了，也就不那么争强好胜了。如果对方因为一些事和我争辩、闹情绪，我就只管住自己别闹情绪，就事论事地解决；如果对方继续冷眼相对，对我的看法并不接受，自己也别太紧追不舍，非要争个对错高下不可，过段时间再说。

这样，宽容就会慢慢产生。反思过去，其实很多事没干成，很多人没留下，就是自己当时太着急想要结果了，太想证明自己了。当下努力过了，就留给时间吧。随着因缘，聚聚散散。

"急什么啊？"这是我常问自己的第二个问题。生活里似乎所有的工作、生活，从一制订计划开始，就被"赶紧完成"推动着。紧迫感不是由于真的没时间，而是着急。整个人变得焦虑、恐慌，行为粗枝大叶，不能真正专注做好眼下的事，对自己和家人的饮食起居与交流也越来越缺少耐心，甚至都忘了开怀地笑。

着急经常伴随着粗糙的行为、快速的言语和激动的情绪，而且听不见对方在说什么。谁都害怕和着急的人长久在一起工作与生活，谁愿意天天伴着龙卷风呢？一个"急"字，毁了一个人的清心。

记得大学时我就是过分努力的那种人，同学对我的印象就是，总低着头往前冲，好像总有事情赶着去完成。后来上班，这种习气日复一日变得

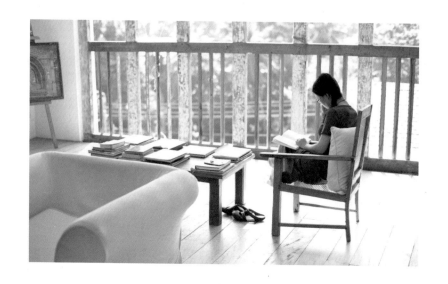

理所应当，直到身体生了病，才知道停下来反思调整，把每天下班的时间固定安排给瑜伽。持续一两年的练习，我的身体渐渐得到了修复，精气神恢复了，肩膀放松了，脖子都修长了，一下子瘦了20斤，眉宇间的紧张皱纹也慢慢消失了，气质也改变了。几年后大学同学聚会的时候，同学们都说我的变化是脱胎换骨的。

着急的心态，首先会影响我们的呼吸质量，让呼吸变得短促、不匀、粗浅，脏腑得不到良好的气血滋养，从而影响了健康状况。在我的瑜伽课堂上，我发现刚开始练习瑜伽的伙伴都有呼吸短促不匀的现象，和我从前一样，都是日复一日的思维与行为习惯导致的。我总向大家提醒："呼吸是自然的，不是你的。你就是在数它、看它、随它，别急着推动它、完成它。给它空间，它自然会慢下来，运化开来。顺其自然。"

瑜伽是自身习惯的放大镜。看着只是做些动作，练习身体，其内在的运作逻辑却是身体、意识、呼吸全方位的专注合一训练。

"太极"，还是"太急"？

我经常和大家分享"慢下来""停下来"的重要性。蒋勋先生曾在他的书里说：为什么半山腰上都会安一个亭子？"亭"，就是提醒人们，别着急低头赶路往山顶爬，要懂得停下来，看看眼下风景，领略美景。只顾低头往前冲会失去对眼下最细微的觉知。那些觉知，正关乎生活的品质。

我经常和大家开玩笑说：现在生活好了，我们从不缺诗和远方，我们可以在山里、海边，甚至国外买个房子，把我们的诗和远方往那儿一放，聊天的时候可以和朋友吹吹牛，但实际上自己却总怀抱着"累成狗"的心，一年也去不了一两次远方，看不见晴天的样子，更别说把生活过成诗了。我们真的需要做些减法。

我特别喜欢德国包豪斯设计的风格理念——Less is more（少即是多）。精简并不是偷懒，而是更注重当下品质的完善，更在意细节，把多余减却，留下必要的，然后做得妥妥帖帖，尽如心意，这样的美学态度会留有更多的空间与品味。所以，少不是没有。包豪斯的另一个设计理念就是：God is in the details（上帝在细节里）。慢下来、专注下来，沉入眼下事，一分一秒地把时光雕刻。

前段时间看见某个图很有寓意。左边是个太极图，标注"太极"；右边是一团乱麻，标注"太急"。想想我们自己，虽然朋友圈里每天充满着心灵鸡汤，却总也难免在现实里让自己掉入太执着、太着急的境地。《瑜伽经》说：瑜伽，是通过修行和不执达成的。在总是说"太极"、做"太急"的时候，问问自己：有那么严重吗？急什么啊？

我们很忙，但是高效吗？

蒋勋先生在《品味四讲》开篇写道：忙，左边是"心"，右边是"亡"；忙，就是心灵的死亡。我们每个现代人都有这样的经历，忙到麻木，不知所措，即便身体闲下来，心也闲不下来。仔细想想，为什么我们变得如此被动呢？

忙碌来自两部分：一部分是外在的忙碌，包括日常事务与家庭责任；一部分是内在的忙碌，就是永远停不下来的念头、欲望和紧迫感。外在的忙碌，再忙也有个结点。下班后，本该有时间和自己相处、和家人共处的，可是我们能停下来吗？即使外在的事务结束或者中断，可是内在的忙碌却不能停止，以致我们一直背负着这种忙碌的情绪和感觉回到家里，回到待人接物里，不得停歇，睡不好觉，还给家人朋友带来压力与烦恼。虽然很不愿意这样，可是我们又觉得只有"忙"才能证明自己存在的意义。

我到底想要怎样的快乐？

二十年前，我大学毕业以后去广告公司做设计师，经常熬夜加班，整天工作，没有自己的生活。当时我觉得这是正常的，工作和生活不需要分得那么清楚。工作带给自己价值感，人只有忙碌才是对的，才能证明自己勤快和优秀，所以我每天都在忙碌，生活过得非常粗糙和紧迫。无论走到哪里我脑袋上都顶着工作，而工作的时候多半又是疲惫散乱的，不能全然投入，效率不高，还拖延，同时特别在意领导眼里的自己，用工作的忙碌证明自己的勤奋与努力。

工作一年多以后，我得了一场大病。当时我的体重已经到了140斤，每天没有规律地饮食，要么不吃，要么就暴饮暴食，抽烟喝酒。尝试了各种减肥办法，气色非常差，穿什么漂亮的衣服都不合身、不好看，我也失去了自信。然而人往往是在身心最虚弱的时候，会往内看，向内寻求。有一天走在路上——现在还记得那条路——我第一次问自己："我到底想要怎样的快乐？"

疾病、痛苦和逆境真的不是坏事，而是带着刺的礼物。当时整个人都处在迷茫与疲惫中，就在这个发问下，我找到了瑜伽。那时瑜伽在国内刚刚流行，听着蕙兰的瑜伽音乐引导，我觉得这个声音不是在人间。那空灵的音乐，让我的生命第一次感受到了平静，让我潸然落泪。到现在，"我到底想要怎样的快乐"这个问题一直伴随着我，问题本身就成了答案。

瑜伽，从自律开始

2000年，我开始对瑜伽产生兴趣，起初是断断续续地练习，过了一年之后，开始非常有规律地练习。每天要给自己一个纪律，到点就要尽量下班回家，和自己待在一起，点起檀香，放上音乐，换上洁白的棉布衣服，认真地练习瑜伽。这些面对自己的仪式感，会带来一种角色的切换。其实生活里的每一个角色，无论大小轻重，无论与人共处还是独处，无论有没有观众，都需要同等的善待，让心停留安放，才不容易草草收场。

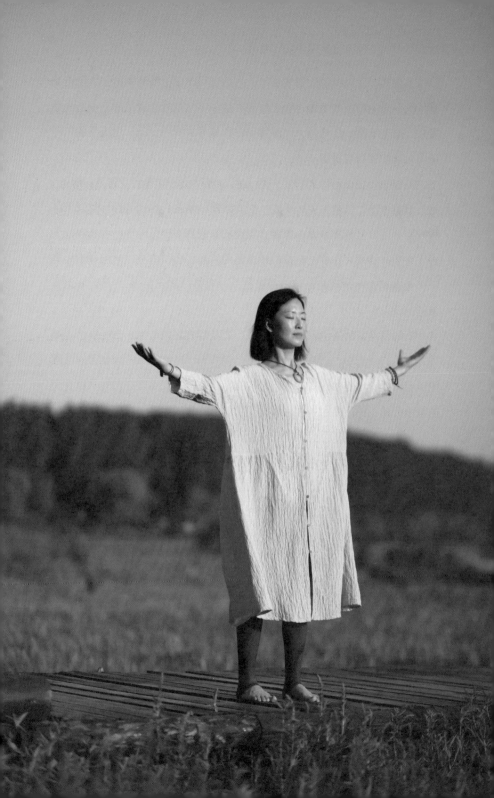

这样一段时间过后，我发现自己虽然减少了加班的时间，白天的工作效率反而提高了。并不是把所有的时间都放在工作上，工作的效率就会提高；反而要给自己一个节点，下班回家，对自己的身心进行梳理。

我舍去了可有可无的约会，尽量保证每周四到五天练习瑜伽。连我自己都没有想到，这样坚持了一年多的时间，我瘦下来二十多斤，自然地戒掉了烟，喜欢吃素了。整个人的气色变化非常大，精神状态也变得更容易喜悦，我的同事、同学都说我变化特别大。原来瑜伽可以带给自己这么大的身心改变，我开始更深入地喜欢上瑜伽，并通过阅读相关的书籍探究瑜伽的哲学。

瑜伽产生于五千年前，瑜伽的第一义，就是和"自律"相关。瑜伽经典《奥义书》中说，瑜伽始于自我约束和自律。一个人想要改变自己，无论是因为不开心、焦虑、抑郁、暴躁，还是被忙碌麻木了自己的心，或身体变得非常差而想要改变，最重要的一点就是改变过去的行为习惯和习气，首先就要自律。

修正自己不良的习气

每天练习和阅读，知行合一，是学习瑜伽的途径。通过练习瑜伽体式修复身体能量，保持良好的身形体态；并且慢慢把瑜伽的哲学放到工作中，反思和纠正自己散乱无序、紧张焦虑、自我自私的习气。从那个时候开始，我就慢慢成了一个瑜伽人——以瑜伽的状态要求和练习自己的人，至今已经快二十年了。基于每天自律的瑜伽练习，我渐渐明白，生活才是更真实的瑜伽。我会用一生去缩短瑜伽与生活之间的距离。

一个人想要改变自己，修行是非常重要的。"修行"这个词不一定是宗教范畴的。《瑜伽经》里说："修行，就是日复一日地付出努力，以修正自己不良的习气。"

无论生活、工作，还是瑜伽，自律都是最重要的。我们每天需要通过一次瑜伽练习，把自己的身心从忙碌、疲惫的精神状态抽离，停下来，进入瑜伽的疏通过程。比如每天给自己一个小时，这个阶段我们会用一些动作来抓住自己的专注力，因为需要专注才能应付那么多的动作。同时，老师会引导我们如何专注于呼吸、动作。

日复一日，我们就会发现，自己变得更加专注了。针对眼前的这件事情，我会投入80％的能量了。过去，我们的心的能量多半不在"事情本身"，而是在"赶紧做完"上，所以能量是分散的，过程也是粗糙的，而不能够单纯地做眼前之事。

如果把分散在每件事情上的能量收摄回来，放到当下，减少杂念，解决起事情来就一定会更高效、更准确。一件事办完，再开始做下一件事，便有了享受忙碌与间歇的同等心情。

只有心全然专注于眼前事，才会真正地回到当下。正念的意思，就是与当下的合一。

当然事情不可能全然按照我们的计划进行，这是无常。比如，可能会在原本计划好的工作中，插进来一些其他的事情。那就把工作主线保留，需要紧迫解决的，就全然投入、尽快地去解决；情况不紧迫的，就把它们排序到后边，依次完成。基于全局地看待，有序地安排，随机调整，就从容了。

维持高效的工作状态，也能保证自律的瑜伽练习，同时更深入系统地学习心灵成长的哲学。我们或许会感受到，心灵修炼原来不是生活的附加品，而是活好的应然需要。

专注不是说出来的，是通过自律的训练，一点点从粗到细体验到的。瑜伽的练习让能量由分散回归到聚拢，投入眼下事，减少前后的攀缘。这样，面对一件具体工作的充实，和拿起一杯咖啡的消闲，内在的喜悦一样流淌。

正念，改变气场

瑜伽会带来身体的净化，通过动作的舒展和自然的排汗，我们会发现每天早晨起来不像以前那样昏沉拙重，而是越来越轻盈了。起床后练习冥想，在冥想的最后，我会用几分钟时间梳理自己今天要做的工作。这样可以更加从容地去上班，走进办公室，脸上会自然带着一股轻松和怡然。

我们总说"气场"，自己的气是安顺平和的，就会慢慢影响我们身边的人和所处的环境；自己的气是坦然放松的，不故意提起气去迎合，别人也会感觉到舒服和踏实。

行走中的正念练习

稳定的气场与正念相关。把一直向外投射的念头和欲望及时收摄住，向内观照。有了正念，就会及时调整自己身体的状态、说话的方式、走路的心神和情绪念头，让急促的步伐慢下来，专注于脚下，让粗糙的行为细致起来，让有侵略性的话语温和下来。

正念行走，其实就是专注认真地走路。但是日常我们发现这并不容易做到，要么拿个手机边走边看，要么就是和旁边的人不停地说话，看路过的人和门店的招牌，或者在想事情，心是散乱的。这样的走路是非常消耗的，越走越累。

正念行走，其实不是非要在禅堂或固定的地方训练，而是从我们的眼下开始。比如从家走到车站，从车站走到公司，或者饭后的散步，试着保持沉默，用心觉察双脚走路的感受，一步踩下心里知道，另一步踩下心里也知道，最好是通过默数步子来把头脑管住，这样更容易集中精力。走起路来，无论快慢，心观照着脚步，一步一数，反复数，好像把数字踩在脚下的感觉。

眼皮稍稍垂下来，观照着自己的周遭，不左顾右盼。穿上平底鞋，腰腿放松。别太用力挺胸，也别扭腰提臀，自然放松就好了。这样走半小时、一小时，气很快就会从头脑拉下来了，大脑放松了，疲惫感消失了，越走越轻快，神清气爽。

带着正念觉知，走路就是练功。我把这个方式教给我的学生们，瑜伽不能仅仅在课堂上练，出了教室更要留意我们的行为方式。学生们实践了一段时间后回来兴奋地告诉我："我发现自己会走路了！肩膀越走越松，手都发热，全身微汗，可舒服啦。"行走是我们每个人每天都要用到的，走得散乱，是消耗；带着正念走，就是在练功，气血运行开了，大脑放松了，压力也释然了，身材就不容易臃肿，样子都明显好看了。

这样走下去，气场变得稳定又轻盈，眉宇舒展，不再是皱着眉头、急急忙忙往前赶的样子了。和我们相伴同行的朋友同事，都会感受到你不迎不拒的气息。

看一个人走路的样子轻盈稳定，便可以知道他的心是敞开的。练习走路的状态，就是练习身心的过程。

说话时的正念练习

一次工作坊结束，一个姐姐过来和我诉苦：每天睡不好觉，家里一堆事只有自己一个人管着，单位又忙，也没时间练瑜伽，身体越来越差。我看她说话时紧张的表情，面色没有光亮，皱着眉头，一看就是很能干好强的性格。

我没有催促她练瑜伽，而是给了她马上可以落实的建议：从现在开始，改变自己说话的状态。怎么改变呢？听自己说话的内容；看自己说话的情绪；感觉自己说话的语速。

很多年前一个台湾老师的讲座说到这三点，我反思自己日常和同事、家人说话的状态，总是带有着急的情绪和很强的沟通目的不停地表达自己，语速很快，也缺少条理，不会真正倾听对方，总是在说"我……"。其实这样的说话方式会给对方带来很不舒服的感受，会直接影响彼此真正的沟通与交往。

于是，我开始用这三点有意训练自己说话时的正念，特别受用，也教了很多人。我慢慢发现，说话时首先自己不容易耗神了，虽然在向外表达什么，但同时心里一直有个镜子在稳稳地照着。这样带着正念的讲话成了习惯，就很少有以前那种说话不过脑子、说出来又后悔的尴尬局面，表达的内容越来越精简有条理，对方也更爱听了。很多人说我的说话声音好听，很安静，其实也是通过日复一日的瑜伽、打坐，让气脉比较通，讲话的底气比较足，还有日常讲话方式的训练带来的改变。

所以我不断地提醒自己，也善巧地提醒身边的人：听自己说话的内容；看自己说话的情绪；感觉自己说话的语速。慢慢让沟通真正达成彼此的感同身受，而不是一个人的独角戏。个人的气场会因而变得沉稳亲和，家庭和办公室的气场也会变得和谐有温情。

睡觉时的正念练习

对于爱失眠多梦的朋友，我常分享的日常训练办法是：睡觉时培养正念。睡觉之前，洗漱完毕，在床上打坐，什么时候困了什么时候睡。其实失眠并不可怕，要紧的是我们胡思乱想、翻来覆去，白天的压力不能释放，身体躺下来了，头脑却还站在那儿，这样最耗神了。所以睡不着就干脆坐起来打坐，用数呼吸的办法，把万念归于一念；也可以听一些冥想音乐，帮助自己精神放松。如果越坐越专注清明了，刚好蓄养精气神；多半时候呢，晚上打坐反而会困得快，困了倒头马上睡。

睡觉前的打坐，我把它形容为"意识的松土过程"，一天下来忙忙碌碌的，心神难免会紧张，所以意识像板结状态的泥土，缺少空间和养分，气被凝在头脑里下不来，身体的气血不流通放松，就不容易入睡。盘坐的姿势更容易让散乱的气向脊柱中脉汇聚，气血稳定流动了，就有力量排除气脉里的湿寒淤堵。所以睡觉前让这些心念之尘通过打坐翻腾一下，松松土，反而留出了空间，身体气血舒顺了，更容易入睡，多梦的情况会减少，这才是真正有质量的睡眠。

我们都有这个经验，晚上吃多了不容易睡好，就是气血都跑去胃部消化食物了，该休息的时候身体却还在工作，大脑也还在运转，第二天起来感觉笨拙昏沉。所以晚上少吃或不吃，对正念入睡也很重要。躺下来以后，还可以继续用数呼吸的办法，让自己心安，也会更快入睡。

睡觉前打坐多长时间呢？我建议大家不用太刻意，因为这时候的打坐其实主要目的是通过正念来安神养生。保持睡觉前打坐的习惯，顺身体的休息需要来安排时间长短。但是有一点，自律很重要，尽量十一点前入睡，晚上九点到十一点（亥时）是三焦经最旺的时候，三焦能通百脉，人如果在亥时睡眠或冥想打坐，百脉可得到最好的休养生息，对身体十分有益。顺应天时，这时候也最容易入睡，睡不着就在这个时间打坐养生，让神气内敛。

从前我觉得晚上的时间不舍得睡，可以做很多事情，但是精力和专注力不够，做事敷衍潦草，只是堆积成就感罢了，反而影响第二天工作的精神状态。从前我喜欢躺着看书、看电影，要么刷手机，发现这样特别容易失眠，第二天起来头昏昏沉沉的。所以现在我基本是十点左右上床，先打坐，坐得困了就自然睡了。坚持一段时间发现，我早晨的精神状态好了，脸上也有光彩了，皮肤也细腻了很多。最美的妆容是内在精气神散发出来的光亮，这是化妆品给不了的。

随着习惯的改变，需要的睡眠时间反而会比以前少，早晨起得也早。建议大家把早晨的打坐时间长期固定下来，早晨是自然阳气最足的时候，万物俱静，身体里也没有食物，打坐更容易把气沉下来，滋养元气，也更容易训练专注力。以一小时左右的打坐开始新的一天，带着清醒和专注的心出发，清晨才更是清晨。如同梭罗在《瓦尔登湖》的结尾写道："这黎明的精髓所在，单靠时间的流逝，是不足以让人们意识到的。让我们视而不见的光明，对我们来说便是黑暗。只有在我们清醒的时候，黎明才称得上是真正的黎明。"

瑜伽与禅修这些东方古老的动静功练习，就是关于身心正念的训练，需要日复一日地修正行为习惯，才可能建立更细腻的觉知，让正念代替过去的习性，而成为新的生命本能，照亮生活的每个举手投足与迎来送往的瞬间。

忙而不乱，闲而不散

我特别喜欢看那些专注工作、认真泡茶或者悠闲地喝咖啡看着窗外的侧影。那种骨子里的安闲感，总会给人一种打动与心安的感受。无论忙闲，我们都该有松松快快的状态，如同午后的微风吹动蓬松的草地，一个个生命各有各的生息与自在。

一个高效的人，该是非常有能力应对忙碌的人，他们的忙碌是线性的，要做的事务如同穿在线上的珠子，一个一个被有序地拨过。他自己并不是某一颗珠子，而是那个拨珠子的人。投入和忙碌的最佳状态，该是忙而不乱的。

而一个低效能的人，经常欠缺头绪，不能以有序的心做静观与处置，所以心中总有纠缠感，缺少自由与空间。哪怕泡杯茶、喝杯咖啡的工夫，都变得奢侈，或者急匆匆的。

十分钟的冥想时光

忙碌与忙碌之间总会有缝隙的，如同珠子和珠子之间的线。这些缝隙就是自己抽离出来休息蓄养、回归觉知的时候。用十分钟的时间，不讲话，把注意力从工作转向一杯茶，看茶叶被水冲泡而慢慢展开，一口一口安心品饮，觉受茶汤从口中一直浸润到身体深处，品味茶香进入身体的余韵悠长，这股沉下心来体味到的深沉、悠然的清香，本身就会驱散疲惫，松开精神的紧张，让觉知醒过来，这便是茶之冥想。

我也总会在桌角上放一本装帧设计精美的短诗或散文集，提醒自己怀着出离之心投入忙碌，不慌乱的状态。日本诗人小林一茶的俳句集是我特别喜欢的。休息间，会随意打开一页品读：

我知道这世界，

如露水般短暂。

然而，然而。

不急着继续翻读，就把一句含在心里，合上书，闭起眼睛品味，停顿在那个说不出被什么击中的感触中，心的某个位置会倏然松软。这便是于忙碌的间歇中触碰禅心的瞬间吧。有时长久地忙碌一件事，真的会使我们的心僵硬无感，缺少弹性，这些短暂时间的抽离，其实弥足珍贵。

对于刚刚开始学习冥想的朋友，也可以放一曲几分钟的静心音乐，正襟危坐，把背部离开靠背，微微舒展脊柱，双腿放松，双脚自然地踩在地上，完全可以率性地脱掉高跟鞋，感受双脚踏实的落地感，双手掌心向下放松在大腿上，闭起眼睛，放松冥想。你只要把专注力放在音乐上，慢慢觉察呼吸在松缓，音乐充满了全身内外，呼吸如波浪般轻轻起伏，而心如同漂在河面上的一片叶子，随波清幽。

十分钟后，再次投入工作或创意，会有一种崭新的观念与感受，原来每一刻真的都是崭新的。这些日常忙碌进程中的冥想放松，会渐渐熏陶我们忙而不乱的心，让我们以优雅的姿态尽心尽意地工作。我们会发现这一天，自己能够应对更多的事情，专注高效，却不匆忙。重要的，不是躲避忙碌，而是训练忙而不乱的能力。

清福难享

我们也会经常感觉到，忙了一周的工作，节假日终于可以休息了，却老睡不醒，起床以后也是昏昏沉沉的。休息日却休息不过来，为什么呢？

在工作的时候，心被事情抓着，还没那么明显。可是当我们在假日停下的时候，心忽然无处安放了，于是更容易昏沉散乱。做做家务，陪陪孩子，说说话，再拌拌嘴，刷刷手机，睡得很晚，到了上班的时间又起不来，感觉还是那么疲惫。或者周末上学习班、读各种技能书，往脑子里拼命塞知识，不得空闲。这样，身心根本没有得到真正的休息。难怪帕斯卡尔说："人类不快乐的唯一原因，是他不知道如何安静地待在他的房间里。"

如今我们的快乐虽然可以从非常多的途径获得，然而人们的焦虑、紧张却与日俱增。这好像是个悖论。我们真的通过越来越多的娱乐方式体验到深层的快乐了吗？还是更加无聊与恐慌？

什么是深层的快乐呢？它和宁静的体验相关。而宁静的前提，是投入专注力与耐力。我们是否愿意把能量全然深入到眼前的一件事情上，无论它是工作还是休息。比如，此刻我们坐在沙滩上，面对大海全然放松，沙滩松软，细腻的沙砾从指缝间渗出，情绪松弛下来，看远远近近的海浪，听海浪拍打翻涌的声音，感受空气里海水的味道和海域空间的辽阔感。此刻，我们全然体验着深处的宁静。

这种体验，和对着大海拍张照片发朋友圈，换下一个地方，再拍，再发，是不一样的。前者是和自然全然的联结，体会自我的松动与解开，不急于表达，享受那份沉默与沉淀；后者是仍然封闭在自我散乱的念头欲望里，停不下来，能量跟着念头完全耗散掉了。这两种"闲"的体验截然不同：一个是安闲，一个却是闲散。

问题并不是发朋友圈，而是我们对每个"此刻"的体验都太轻薄、太着急了，还没进入就结束了。我们每个人都希望闲下来，去拥抱诗和远方，然而真正闲下来，却发现享清福其实是一件特别难的事情，它甚至比忙碌更难。当我们无事可做的时候，到底该做什么？我们能够经营时间的悠闲带给我们内心的知足感吗？如何可以闲而不散呢？《瑜伽经》说："由于满足，人得到最大的快乐。"知足，不在远方，而在每一个眼下。

禅修、瑜伽、太极、茶道，其实根本上都是在训练我们的身心，使其平静地履行职责，全然投入于眼下的事；不执着结果，用平和的心生活在此刻。

训练禅心——专注、有序、放松

禅心，并非仅仅是意念上的美感，而是一种实践，一种体验。

禅心首先关乎专注力的训练。如何能专注呢？它的背后该是有序的应对，有序地安排我们今天所要做的事情、所要见的人。无序会带来慌乱，有序就会从容很多。

训练有序，首先是锻炼我们拿起、放下的能力。我们一件事、一件事地投入能量，而不是把心力能量同时散落在所有要做的事情上。能量得到汇聚，使用起来就更有渗透力、更有效率。

当我们非常有序地安排这些事的时候，我们会发现另一个问题出来了。我们非常着急地去做完一件事，接着做下一件事，正是常说的"不闪空"。外在的忙碌结束了，而内在的忙碌总不停止，这个时候我们能体会到，自己的情绪其实是紧张的，没心情关注周遭，总是把心锁在没有完成的事儿上，不得松弛，于是很容易疲惫。

和紧张的人相处，我们会感受到，他们的眉宇总是紧的，气色也是没有光亮的，整个人的五官都是向眉心处聚拢的，肩膀总是上提，走路速度也总是很快，只有前方，没有脚下。我从前不就是这样吗？所以我会发现，即使是专注、有序了，但人非常容易执着。执着，就是过度认真。努力过度了，专注过度了，会带给身心和环境很大的压力。

《瑜伽经》说："不执是一种自我掌控，它摆脱了对所见所闻之物的欲望。"我们需要训练另一种非常重要的能力——自我掌控。在瑜伽体式练习中，通过对动作的学习把握平衡；在冥想练习中，通过对呼吸的觉察训练自我观察和自我掌控的能力。从饮食起居到工作学习，哪个不需要自我掌控呢？想要做到自我掌控，紧张是不行的，必须放松，才能平衡。瑜伽就是平衡放松与专注的艺术。

通过对身心的长期训练，我们可以调适自己，不松不紧地应对当下的事。不松不紧就会使我们的专注力更扩展、更开放。从一个点、一根线的专注，到一个层面、一个空间的专注，这便是正念冥想的状态。觉知力更加扩展与提升，会让我们更从容冷静，不带自我的执着，更容易把事情做好。

觉知力越来越细微敏锐，创造力也就越来越强。被动的"应付"心态转化成积极主动的"对治"心态，再提升为"玩儿"的心态。所以，对于那些真正的瑜伽士与修行者来说，生命真的就是一场游戏。这里面不是放任，而是有着真正的放松与自在。

信念的重要

对于一个听起来不错的方法，我们起初都是抱着试一试的态度。如果想试一试，一天两天是不够的；既然要试，就认真地试一试，而不是三天打鱼两天晒网。不长不短地给自己制订一个月的计划，专注于新的方法，自我约束，并投入时间坚持。

我最初练瑜伽时，就是一周两次，感受上是美好的，可是因为这种计划的弹性空间太大，所以就容易变动，这一次和上一次的距离一旦拉开太远，就丢失了练习的感受。惰性增强了，每一次总要重新开始似的，身体的记忆模糊了，收效就不明显，便特别容易放弃。

《瑜伽经》说："根据修行手段之弱、中、强，达成瑜伽的快慢有别。"一个良好习惯的建立，应该是天天做一点，只要管理好时间，每天一个小时其实是可以做到的。于是我心里有了一个规划，好像就重新燃起了生活的热情，上班的劲儿也足了。我尽量保持每天的规律练习，即使晚上偶尔有事，也会在第二天起来补上。通过自律，我慢慢发现有一种全新的身心体验，瘦下来了，也不爱吃零食了，睡觉也特别好，脸上慢慢泛出光彩来。

没有练习体验的瑜伽哲学阅读，是停留在头脑层面的概念学习，是知识层面的了解；练习后再读瑜伽哲学，就成了一步步的验证，内心就越来越笃定与信任，对于阅读有一种心领神会的对应，坚定感渐渐从心而来。

我们需要有批判和审视的态度，但同时也需要开放的胸怀，去尝试和接受新的办法。仅仅靠感性上相信的一时兴起，是不会长久的；要付出理性上循规蹈矩的行动。起初的相信，通过行动的坚持，才会成为更深的信念。

《瑜伽经》说："对真正的灵修者来说，专注是通过信、力、念、定、慧达到的。"通过信念、精进力，专心一意去做，定力就会慢慢练就。有了定力，才会生出智慧。智慧，是生命喜悦之光的开启。一旦被它照亮，哪怕瞬间，都会成为向光追寻的缘起。

智慧是一种平等照见的能力，繁忙的工作与烦琐的生活都会被平等地照见。自我的重视与轻视，也会被自己觉察到。我们通过瑜伽与禅修，渐渐让身心从散乱、无序和紧张，调向专注、有序与轻松的状态。我们在瑜伽垫、打坐垫上体验禅心的品质，同时还需要把它们放归到最凡常的生活来检验。从前对我来说，日常生活无非就是吃喝拉撒睡的琐碎，但是当自己的心态渐渐转变，就会发现凡常间其实是令人心安的生活美学。

从琐碎无聊中渐渐活出细腻的品质与心的安定感。每个人内在的禅心，通过启发、训练，最终还要回到生活去落实。生活处处是道场，我们一切的修行，不是讲道理给人听，而是通过眼下的行为使家人、朋友感觉、受益，并且受到感染而改变。禅心无处不体现，哪怕是和我们擦肩而过的路人，都会从我们的行为、脸庞里感受到专注与放松；哪怕是电话里听我们说话的朋友，都会从我们的声音里听见宁静。

过程坚持，结果放手

每一天，如果能从眼下的事情开始做，不催促自己，也不被打扰，适可而止，尽管身体有点劳累，过程中却也是很享受的。

我们都有体会，凡事思前想后，其实比一心一意做起来还累。取取舍舍，总不知如何是好，很难真正开始和进展，这样是最累心的。

我自己也总会遇到这样的情况，有几件事需要去应对，这件事的问题是什么，那件事的隐患是什么，牵牵扯扯，却总忘记了眼下该用心做最简单的事；也很容易烦恼，不愿意接受问题的出现，却想有一个全盘顺利的过程和结局。每件事情都不可能有完美的结果，我们太追求完美，所以搞得自己很疲惫。

其实复杂的事情，最需要一个简单的开始。手艺人的脸庞就总是耐看的，因为他们总能全然地专注于过程，一点点做下去。简单，总带有全然投入的状态。可说起来容易，头脑却经常背叛自己，会在做这件事的时候还想着上一件事或牵扯其他事。比如手头做着工作，却不由得拿起手机翻看一下朋友圈，注意力就被分散牵扯掉了。发觉后赶快调整回来，但这种"发觉"有时来得快，有时来得迟，到底原因在哪儿？慢慢总结觉察力的训练方法，不仅需要从书本学来知识，还需要行为对照磨合。

我发现如果近期的瑜伽练习不规律，这种大脑的散乱和烦恼就会来得更猛烈，生活效率就会降低，也会感到不开心和沉闷怠惰。如果我调整好每天的修习，再忙也保证动静结合地练习至少两个小时，这两小时就是留给自己独处的时间，于是心里会有秩序感和对这一天的把控感。独处是非常重要的，独处是宁静的来源。在《十三邀》对话节目里，有一期许知远采访演员陈冲，陈冲说，她的幸福感就来自独处。

我自己这样的修行生活持续十几年了，每每有事情发生，才知道忙中不乱有多难。那种"风口浪尖处的平静"，比自己每天在垫上打坐，在阳光地练瑜伽更难。同时，这些年在经营归零瑜伽、归零静修小院，经营家庭，平衡现实生活和理想，却也真真切切地感受到，这些年自己确实没有白练，没有白坚持。

坚持修行，总是重要的。无论如何，让心归零，是每天的事儿。继续练，别懒惰。只有这样，才能在自我的执着和烦恼里挣脱一点。所有的情绪问题，都不是靠想就能解决的，而是需要知行合一。我们都太平凡了，做不到以心转身，所以没有高深的哲理，就是日复一日地去修行，和吃饭一样。

当然，正确的修行方法也很重要。去和老师、师父学习，是要学会听见自己内心的声音。不过这是最难的事了，因为按习气来说，我们首先听到的都是自己的欲望、偏见、贪婪、执着、懒惰、散漫、嫉妒、憎恨等的争辩计较。所以，我们需要老师和体系给我们提醒和指导，需要自律帮助我们树立正确的见地和行为。只有这样，我们才能真正听见自己的声音，做自己的主人。

曾经听到净慧老和尚讲："做一切事都是做佛事。"我若有所悟，感动落泪。其实这句话几年前早已读到，但当时只是读读罢了，没反应。但通过修行和生活的检验，就能感同身受了。我们希望帮助别人，甚至帮助这个世界，但总需要先了解自己、帮助自己，有了感同身受，再去帮助别人，才会更宽容、更脚踏实地。

瑜伽既是创造变化，也是日复一日、循规蹈矩。每天老老实实地练瑜伽、打坐，做事的时候会有一个观察的自我跳出来，及时调整自己，解决问题。做事情的过程，就是一步一步解决问题的过程。明一法师说："只问耕耘，不问收获。"以行无为法的智慧，训练自己专注于过程，专注于当下，对结果不执着。

在古印度经典《薄伽梵歌》中，薄伽梵对阿周那说："你的职责就是行动，永远不必考虑结果，不要为结果而行动，也不固执地不行动。摒弃执着，阿周那啊！对于成败，一视同仁；你立足瑜伽，行动吧！瑜伽就是一视同仁。"

我们日复一日练习的其实是"放下"。这"放下"可别理解偏了。放下的，不是事情与责任；放下的，是面对事情的执着和散乱。这可不容易，所以要练。越忙，越不能散乱，该干吗干吗。

日本禅师铃木俊隆说："我们必须有所努力，但又必须在这努力的过程中忘掉自我。"瑜伽、太极、禅修冥想，都是先训练自己认识心、训练心，再去使用心。从真正认识自己开始，忘却自己。生命没有结果，全是过程。那何不把过程过踏实点儿呢？能踏实的，只有当下的一念。境由心转，念头一转，反而做事情更有效率，也朝着更正确的方向去进展。

我经常和瑜伽馆的伙伴说："练瑜伽，你别把它当消费，当投资吧。瑜伽是给自己的生命投资。"

努力，然后随缘

很多年前我去看朴树的演唱会。朴树说："十二年了，爸爸妈妈都老了。我养的狗也老了，时常趴在我的膝盖上看着我，仿佛知道不能永远陪伴我。但是，没关系，时间不可怕。"

之后我又读到朴树的一篇文章："后来，不知不觉地，你开始接受发生在你身上的一切减法，并乐于见到自己变得越来越少。有一天，你居然发现，在心里的某个地方，你比最年轻的时候还要年轻。以至于你认为，一切才刚刚开始。时间变得不再有意义。各位，时间哪儿都没有去。它是你的幻觉。它并不存在。前几天读到这样的故事——某人善画竹，名满天下。可他的老师对他说：你尚未入门。问：如何得入？答：要在心里觉得你就是竹子。其人乃去，终日站在竹林中。风起。竹摇。其人亦摇。如此十年过去。一日，师往探之，见其在竹林中闭目凝神，随风摇摆。师视良久说：好了，可这还不够，你要忘掉你是竹子这件事。又三年。师复探之，曰：汝成矣。我喜欢这种对待时间的态度。"

读完之后，我的心为之一振。我们非要那么急迫吗？非要那么努力吗？

瑜伽经典《哈达瑜伽之光》中说："饮食过度、努力过度、说话过度、循规蹈矩（过度）、交往过度、心浮气躁——这六个因素妨碍瑜伽练习，或者使之变得无效。"

"哈（Ha）"是太阳的意思；"达（Tha）"是月亮的意思。哈达，就是太阳和月亮的结合，用中国文化的解释，也就是"阴阳"。《易筋经》中说道："阳之积而成日，阴之凝而成月。日月运行，一寒一暑，能使形形色色，化生无穷，始而复终，终而复始，生机遂以不绝。"

努力过度，便是伤害

瑜伽的"三德"指世界的万事万物均有三个属性：悦性、激性、惰性。这么看来，人也是由这三个属性配比而成，看哪个属性比重大，表现得更明显。这有点像股份有限公司，哪个占的股份多，哪个就更有话语权。

比如说，有的人安静居多，总是心平气和，有亲和力；有的人很执着好强，不达结果誓不罢休，给人的感受就有点强势，心浮气躁，给人压力感；有的人呢，懒惰不爱动，多愁善感，杞人忧天，遇到事情总往坏处想，遇到困难喜欢找借口逃脱，给人的感觉是懒懒散散，让人不能信任与托付。

然而，无论是心平气和的人、心浮气躁的人，还是懒散忧郁的人，不是说他的生命属性只有悦性、激性或惰性，而是三种配比里其中之一占上风而已，而且，随着成长境遇和主动修行，人是会改变的，调整觉知，而后练习调动阴阳能量的配比，使身心平衡。身心修炼便是使激性内敛、惰性减却、回归悦性的过程。所以悦性并非排斥其他两个属性，而更像是回到太极图的阴阳鱼平衡运转的状态，这就是瑜伽"整合、联结"的意义所在。

就拿我自己举例子，我从前是激性占上风，也就是激情有余，平静不足，做起事情风风火火，非常努力，争强好胜。当然，这种属性的人，学业和事业往往容易成功，因为努力嘛，有一股不达目的不罢休的韧劲。

但是，往往会"过度"。什么是过度呢？不知道停下来，脑子里只有这件事、这份工作，其他的一切都不重要了，忽略饮食健康、起居休息、陪伴家人等。

所以这种外在事务的忙碌，会使激性品质的人生出更多内在的忙碌。自己的心挂在事情上停不下来，只想马上看到结果。总是很努力，加班加点，废寝忘食，对其他的人事物不感兴趣，给自己和身边人非常大的压力。我在二十几岁做设计师的时候便是这样，把自己累病了，后来开始练习瑜伽，开启了一个回头向内看的机缘，也就开始了漫漫修行路。习气是那么多年养成的，佛教和瑜伽哲学里叫"业"，不是不能改，但是需要慢慢地、深深地修行。

我开始练习瑜伽，算是比较自律地坚持瑜伽体式和冥想。对于激性品质、爱努力的人，坚持其实是不难的，可是难就难在放松——放松地坚持。这也是我后来认识到的。只有这样，无论我们多忙，内心都有一个观照在，提醒自己抽身而出，而不是一头扎进去忘乎所以，又回到从前急急忙忙的样子。这需要很多时间，慢慢改。

量变总会带来质变，新建立的习惯慢慢地取代旧习气对自己的主导地位，这样一来，相由心生，整个人的外在状态自然会发生明显的改变。六七年后，无论同学还是朋友再见我的时候，也赞叹我的变化是脱胎换骨的。记得2007年我开始在一个俱乐部教瑜伽，会员们都很喜欢我的课，一个会员特意让她老公在玻璃外头看看她的瑜伽老师，她老公的评价是："你们瑜伽老师像个仙女儿啊，一看就是不食人间烟火的。"听到她和我说这话的时候，我都吃惊：一个当初的"女汉子"，怎么就成了"不食人间烟火的仙女儿"了！现在想想，是自己通过努力练习瑜伽的那些年，慢慢给自己"降噪"的成果吧。

执着于"悦性"，亦是一种苦

然而，执着于"悦性"，亦是一种苦。2007年我听到人家夸我是"仙女"时，还挺骄傲的呢；现在如果人家说我是仙女，我就得反省反省了。所以，经常有第一次来归零静修小院找我学习禅心瑜伽的伙伴，一见面说我是她们的"女神"。我马上开玩笑说："不是女神，是女神经病！"果不其然，几天下来她们心里的"女神"和她们一起都落地了。我们该吃吃，该喝喝，该打坐打坐，该瑜伽瑜伽，该玩玩。脚踏实地地生活，比仙女靠谱多了！

时刻觉知自己，不要努力过度，不要松散过度，便是调和的状态。现代社会非常多的成功人士，往往都具有这种激性品质，也就是容易努力过度。虽然他们的成功令人敬佩和艳羡，但是努力过度却是一把双刃剑，可能会带来巨大的身体内耗和心理冲突，这也是很多人事干得越大，人就越脆弱的一个原因。常听到年纪轻轻的职业人或有头有脸的名人猝死的消息，我们该引以为戒，保持专注，放下执着，不要过度努力了。

用日复一日的修炼训练自己的觉知力，忙而不乱。忙碌的时候，内在要保持静观的心，便可有觉知地忙碌，也更有智慧地看待与处理问题。做事情的时候，全然投入于过程，不要执着结果，便可放松、专注。这样往往可以达到事半功倍的效果，做个心平气和的忙人，既可以自利，又能够利他；既可以如《薄伽梵歌》所说的"平静地履行职责，对成败不执着"，又可以得到内在知足和幸福的临在感。

过度努力，必是拙力

老话说："过犹不及。"我和我的吴式太极拳师父孙连城学习拳法这些年，老师给我纠正架子的时候常提醒："过和不及都不对。"回到中正，才可安然舒适，得圆活之妙趣。练拳是这样，生活亦是这样。一急迫，就被自己的拙力内耗了。

瑜伽亦然。一次艾扬格老师在他的课堂上让一个学生出来做半月式。只见那学生右手扶着地上的瑜伽砖，上身平行于地面，右腿直挺挺地直立支撑在地上，左腿直直地伸展，为了保持平衡，左脚趾紧紧地勾回。她抿着嘴，扭着脸看着她伸向天空的左手。过度伸展带来的紧张，可以从面部表情和肢体语言感受到。艾扬格老师走过，严厉地拍了下她的头说："你要用智性去做练习，而不是头脑！"

不论瑜伽的流派有多少种，无高下之分，方法不同而已。就好比不同的乐器弹奏出不同的乐声，但是承载音乐的空间与留白是统一的，是空性的。所以，重要的是通过练习，回归空性的智慧，认识到归零的品质，而不是执着于哪个流派是唯一的正统。

有的人很努力练习瑜伽，可是在待人接物上，眉宇体态里流露的全是分别心与执着心，自己也是不开心的。这同样是"努力过度"的体现。所以艾扬格老师的老师克里希那玛查雅说："你的瑜伽练习得怎么样，都在人际关系里体现。"

所以"努力过度"会体现在我们的瑜伽、太极练习中，禅坐冥想中，而在日常的生活、工作、待人接物上，更是无法掩饰的。我们可以在片刻装出心平气和的悦性状态，可是往往会在生活里，尤其是在自己的爱人、家人面前，让真实的执拗原形毕露，而伤害了我们最不该伤害的人。如果是这样的话，我们执着于修行流派和方法又有什么意义呢？

我曾不断在这样的分裂状态省视自己。说真的，太难做到了。表里如一，比练成一个瑜伽动作、摆一个状态难多了。这也是我不想当仙女的原因。所以，不论经过什么方法的修行，我们回头看看自己，最简单的是：

我的心态有变化了吗？生活中的烦恼减少了吗？

过度的努力，必是拙力。拙力的特点：一是粗大，二是消耗，三是不能内守，四是无法形成定力，也就没有智慧可言了。在瑜伽练习里不断地调适自己，减少在不该用力的地方用力，让身体的舒展成为一种空间的体验，而不仅是线性的拉伸；让气血运转自在，让真力的自现带来心的安沉与放松。化掉拙力，才能体会"抱一守中"的状态，在瑜伽里，在生活里，都一样。

如今，我们的价值观使我们不自觉地生活在追逐中，每一件事都带着明确的目的与期求。当我们达到目的时，从不是享用，而是继续确立下一个目的。这样不停地追逐，即使已经拥有了，却总感到"缺少"。心就这样被惯坏了，只会追逐，很少停下来，享受当下，反观自己，哪怕是一缕阳光、一阵风和片刻的等待。

我们就是太着急了。做每一件事，不是为了向别人证明自己，只是如花，经历寒冬，顶苗，发芽，长大，沐浴风雨和阳光，到时候就开了。坦然地开成你的样子，就是最美的过程。还记得吗？那个教画者画竹的师父说："你要忘掉你是竹子这件事。"

努力，然后随缘。

敞开，接受

雨夜，推开窗，静静地听着雨声，觉得很美。泡茶的时间，望着窗外，淡淡的悲伤涌出来，好像是在释放所有，只留下空空的内在，没有情绪和牵挂。风吹散雨的声音，是最美的音乐，把车水马龙全都包容了。我在想，欢乐不是最美的。最美的，总带着淡淡的忧伤。宁静，一直在那儿，等着我们敞开。

敞开

午后，在阳光里，有微风拂过，我张开双臂，面对着太阳，由内心发出五星级的微笑，让太阳晒一晒全部的自己，甚至忘记了我要去哪儿，只是敞开着、感知着。那是第一次生命被阳光全部照亮的体验。它超越了从前自己所经历的所有快乐。我们的生命总有那么一刻会与觉醒结下深深的因缘，并相信，我们每个人都在觉醒的路上……

走到树下，听着树的耳语，伸展双臂向上，一只脚牢牢地抓着土地，另一只脚缠绕身体。身体真的像一棵树，双脚是树根，中脉是树干，左右脉和其他的支脉如树枝，每一个毛孔张开着，像树叶一样吸收着阳光和养分。手，直插入云霄；脚，牢牢地抓住土地。连接着天地，感受着生生之气在体内顺着气脉升腾，随着呼吸向上舒展，撑起了自己的瑜伽之树。

当树叶迎着光在风里摇啊摇，像孩子一样在拍打着，欢乐其实很简单。这就是瑜伽体式"风吹树式"的来历，当我们把腰身侧展时，像风吹动树枝一样舒展，而脊柱就是身体的枝干，柔而不弱，松而不懈。枝干的稳定，才是叶子真的自由。

敞开的感受，如此可贵。如同刚刚降生的婴儿，柔软的身体保护着纯净的心灵。而随着身体的成长、知识的补给、技能的学习，各种头衔的拥有，心背负上了越来越多的观念、成见、规矩、标签。人忘了当初，曾经敞开地迎着阳光，迎着风，看着云朵，在妈妈的怀抱里，单纯地笑，单纯地哭。

原来一切如故，只是心被包裹了。敞开吧，在阳光下，把眼睛眯起来，虽然走了很久的路，心依旧还是亮的。

接受

有一次，工作坊一位年纪很大的瑜伽老师和我说："我平时都在教学生如何平静，可是我自己却总平静不下来。这是我来学习的原因。"我被她的坦率打动。诚实地看自己，不假装完美的形象，反而是更真实自在的状态。把自己敞开，去接受和历练，才能经验到真实的平静。

当我们在瑜伽中，通过专注于呼吸和体式，相对地控制了心识的波动，可以享受到片刻的宁静美好。但是当回到日常生活和工作中，心识又很容易随着习气散乱起来。以前我们认为这种散乱、繁忙、空虚和冲突是心的正常状态，没有去在意过。但经过专心地练习一段时间，我们开始觉知到这种起伏冲突了。记得一个学员曾问我："老师，我发现自己有很罪恶的念头，时不时地冒出来。"其实这种状态一直都在我们的意识里，只是过去没有觉察。现在通过训练我们可以觉察到心的活动了，进而判断这是负面的、干扰的，甚至会失望：我在练瑜伽呀，怎么还会这么坏？

《瑜伽经》开篇说："瑜伽是控制心的意识波动。这样，人就能保持其真实本性。当人不处于瑜伽状态时，他仍会认同心的意识波动。"如同风雨是自然现象一样；心的波动是人的生命现象。当我们开始做一名瑜伽老师时，其实首先就成了自己的老师。教自己包容一切，对于欲望，不去放纵，不去压抑。

坦诚地看着这些念头，来，而后去。只是看着，不去判断。就如同我们走在街上，走过来的陌生人我们可以看见，但不去主观地判断他好不好看，更不会去拍肩膀打招呼。我们只管走自己的路。对于冒出来的念头，也是这样，它只是念头，不要去给它们贴标签。渐渐地会发现，念头如同水泡一样，虽来自自己的习气，却是中空的；不去跟随追逐，它们一会儿就不见了。

我们的情绪也是这样，无论快乐还是悲伤，情绪本身都是很短暂的，我们本来可以有很多的时间回到宁静，可就是因为我们总给念头不断地煽风点火，喜欢快乐的情绪，就去助长它们，没完没了地通过回忆和谈论追逐它们；不喜欢的情绪，就试图去躲开它们，或者歇斯底里地指责别人。这些方式都是在把一个小念头助长成一个大习气。

有一次我读到现代艺术之父杜尚的一句话："你接受，或者拒绝，其实是一件事。"我恍有所悟。难道不是吗？躲来躲去，不如直接接受和解决，瑜伽是回到自然的状态、孩子的心。对于任何一门智慧，我们不是发明者，而都只是践行者和传递者，要做的，就是敞开和接受，追本溯源，去领悟，去蜕变。让自己成为一根管子，因为中空，才如来如去，无始无终。

归零，是目的，亦是道途

我在北京创办归零瑜伽之前，贪恋、追逐身心好的感受；而回到生活与职场，却无法把这些喜悦落回现实，天天在寻求解脱与平衡。我想，必须有一条道路让我回归本真的状态。

归零，是目的，亦是道途。然而，在探索内在之旅的过程中，我曾经有一段时间的矛盾：归零，是一种精神的安详喜悦；可是，生活明明是现实的、紧张的，甚至无聊的。

虽然我的瑜伽体式可以做得很好了，可是我生活里的烦恼并没有减少。我开始意识到，不能将精神与灵性的追逐，从真实的生活里脱离。我开始寻找灵性成长与现实发展之间的联结。那才是归零真正的含义。

归零，就是当下。当下是什么情况，你就面对、接受、解决，不被情绪、成见控制，做好当下事，说好当下话，制心一处，即是归零。

《瑜伽经》说："执着就是总想着欢愉。厌弃就是总想着痛苦。"真实的归零，从不需要假想什么美好；真实的归零，是超越美好觉受的，无好无坏，诚然面对；真实的归零，是时时处处的修行，修的不是对苦的逃离，而是我们趋乐避苦的习惯。

归零，一定是全盘接受的。哪能由得我们挑选呢。如同三祖僧璨禅师《信心铭》中所说，"至道无难，唯嫌拣择"。如果挑三拣四，趋乐避苦，怎么可以全然地临在呢？不捡择，不分别，就是归零当下，就是临在。

然而，这并不容易。我们必须从自己下手，修正自己，才可能改变。《瑜伽经》说："修行，是日复一日地付出努力，以修正自己不良的习气。"我们必须亲自体验，才会让智慧流淌。那不是脑子想出来的，也不是精神的娱乐按摩，而是回到事情的根本。看清实相，明了因果，才会醒过来。

如今我走到每一个瑜伽馆分享禅心瑜伽时，都从生活、从我们自身开始剖析反思，不急着谈技巧，先弄明白我们到底为什么要日复一日地坚持练习，每天我们快乐与烦恼的根源在哪里。我们这颗心总是希望好，害怕坏，可是好坏之间该怎么办呢？归零，就是在好坏之间下手，回到中道，接受一切。因为做不到，我们才需要瑜伽、禅修、太极等，需要经典哲学，知行合一，走上智慧的道路。

归零，是表里如一的美。归零，不是结果，而是状态，是过程，是让一切回到平常。这个世界从来没有绝对的宁静，真正的宁静，是我们对这个世界的反应。愿我们在追寻宁静的路上，事忙心不忙，事乱心不乱。于美好处，归零；于无聊处，归零；于风口浪尖处，归零。

时光

听朋友聊起一本书的名字
《时光中的时光》
觉得这名字很美
我们把追逐的欲望，变成小斧子、小锤子、小铲子
在生命的土壤里埋头挖掘着，扑腾着
总是匆匆地，忘了时光
当把追逐的心，慢下来的时候

一个呼吸、一个呼吸地数着时间

忽然地，一个瞬间，就那一刹那

好像从汹涌的海面，沉向海底

宁静，清明，一片蔚蓝

一切的一切，都在耳边，却又遥远

睁开眼睛，分明地，看见时光

笼罩着一切，清晰的，全是活力

每个角角落落里，都笑着

原来"时光"是笼罩着光的时间

我这样，抹去了心尘，发现了"时光"

你能不热爱这一切吗？

他们确实和我们拥有一样的时光

你能不珍惜这一切吗？

他们用沉默告诉你，爱的无尽

你能不将心静下来吗？

一切的真理，都等着自己，去发现

那是关于活着的意义

那是关于每个人为什么来到这世上

那是关于爱的旅程，时光里的时光

慢下来

一切的一切，都在眼下，不在远方

二

瑜伽，
回归中正

你是谁？

很多年前在去尼泊尔的旅途中，我遇到一个德国朋友，我们在机场聊得投机。他在德国做医生，却喜欢中国文化，常来中国学中医、学太极。我们聊起太极、禅修和瑜伽，这些他都视之为东方珍宝。他非常喜欢中医，他和我说，西医解决的是"你有什么问题"，而中医解决的是"你是谁"。

回来后，我常品味这两个问题。瑜伽、太极的练习，都是基于阴阳变化、能量转化，和对生命整体的认知，在每个呼吸起落之间，用心觉知阴阳开合、升降虚实，在这些对立互动中，回归身心世界的中正与平衡。

解剖，是基于一个已死的东西的剖析，基于一种物质存在；而气息与能量，是基于一个活性空间，基于阴阳的变化、流动与平衡。解剖可以给我们提供参考与辅佐，但不是根本，被剖开的东西已经失去了生命力，也失去了各部分之间的关系。

然而根本上，我们活在一个相互关联的因缘世界。我们的心智、价值观与生活习惯，影响着我们的思想、情绪与行为，进而影响了我们的呼吸深度与频率、气血运行、能量转化和新陈代谢的状况，也就影响了身体健康。如果我们仅在意有什么问题出现，比如：胯不够开、肩不够开、颈椎侧弯、腰椎增生等，而不追究其后的根本原因，就只能治标不治本。表面被治好的问题，过段时间还是会出现，或者换了一个形式出现，还可能因为过度治疗而引发其他的健康状况，而从根本上去探究问题出现的原因，从系统上来调整，从根本上治疗和修正，才能把问题根本解决。

归根结底，我们人类的病大多是心病。当我们基于"我有什么问题"来练瑜伽、治疗，是把自己分解了看，把问题片面地看；而当我们基于"我是谁"来反思、练习，才是把生命整体来看，把问题系统来看。身心回归中正，是瑜伽根本的道途。

瑜伽习练者在练习中重要的是注意观察自身心态与体态的变化。心态的变化可以在课上观察到，一个人的动作、呼吸与表情，无不反映着他的心态；也可在课外的待人接物中流露。体态的变化，一是可以测量的三围、体重数字的改变，二是不可测量但可以观察、感受到的气血盈亏状态，往往后者是被我们忽视的，但它却恰恰对健康与美起到决定作用。中正是瑜伽心态与体态练习的核心。

心的中正

双脚踏在瑜伽垫上的瞬间，如开始一场仪式，心庄重、沉着。通过对呼吸的觉察，有意识地将心收敛回来。一吸，是对心的召唤；一呼，是沉浮于内在。一呼一吸之间，心由四处飘荡，转为淡然观照，觉察身体与周遭的空间。练瑜伽，贵在让心在场，做观察者、审视者。

心的中正是修行的基础，也是难点。清代李亦畬在《太极拳论·五字诀》中解道："一曰心静：心不静则不专，一举手前后左右全无定向，故要心静。"

心的历练，是一切修行方法的根本。心，决定了我们的看法与行动。同样一件事，心态不好，就会去对抗；心态好，就会接受和包容。

养生贵在养心。心静，气才能收敛；气聚，才能引领精神。如果心态总处于不平衡的状态，气血就会受到最直接的影响，从而在根本上影响健康状况。心浮气躁的人，气都往外攀缘消耗去了；心平气和的人，气汇聚于体内，沉沉稳稳，才能活活泼泼。《瑜伽之心》中说，瑜伽士的定义之一，就是"让自己的气全在体内的人"。

然而，我们的心容易落在两边，造成两种"心病"。一是，太松散，飘忽不定，不知收摄，会使练习效果和工作效率大打折扣；二是，太紧张，执求结果，带着太强的目的去练习和生活，会让过程被大脑指控而变得紧张，急功近利。

生活中我们的心多在这两边耗散，要么太松，要么太紧。佛陀的一位弟子是调琴师，他问佛陀："我该怎么用功修行？"佛陀反问他："你弹琴的时候，琴弦太紧会怎样？"他答道："会崩断。"佛陀又问："琴弦太松又会怎样？"他答道："音不成调。"佛陀说："要善于控制自己的心念，就像弹琴，琴弦不松不紧，音乐才能和谐优美。"

心的中正，须在不松不紧之间下功夫。心抽身而出，做自己的旁观者，开始观察自己的举手投足、情绪念头。

瑜伽练习里，心、大脑、身体，是什么关系呢？打个比方，心如同交警，指挥交通；大脑如同司机，驾驶车辆；而身体就是车辆。看似大脑在发出动作指令，其实是在心的管辖与观照之中；如同司机驾驶车辆，却在交警的管辖之下，该停车就停车，该减速就减速，不能逾越交通系统管理的规则。这样，便好理解身体、大脑和心的关系。

接着，交警按照什么规则管理交通呢？按照交通规范，即是自然规律、法度与制约，这就是因果定律的譬喻了。心所依循的法度法规，即是自然法则。如果我们大脑这个"司机"，乱开身体这辆"车"，不顾心的"交警管辖"，而破坏了因果法则的"交通规则"，当然是会受到"处罚"的。

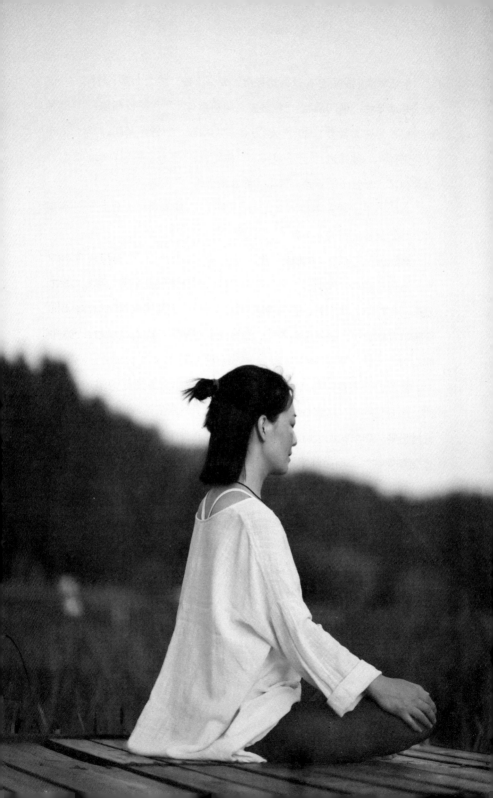

松空冥想

日常如何训练心的中正呢？我的太极老师孙连城先生曾传授给我"松空功"：无论在家、办公室、地铁，或是公园树下，双脚停下站立，微垂双眼，神气内敛，周身放松，心里默念三次"松、松、松"，觉察身体每个毛孔舒张放松，内外明亮；接着默念三次"空、空、空"，觉察大脑和肢体内部空洞洞，一片虚无。反复默念几个回合，而后沉默站立，感受周身内外的虚无与放松。如果发现神又散了，再次默念。每天随时随地，只要发现自己紧张了，神气散了，就这样坐在桌前或站起来，微闭双眼，用十分钟松空冥想，调和心的中正。

中正不是落在两边的执着，而是那个"之间"的珍惜与领悟。修正不迎不拒、不疾不徐的心，专注当下，收获自在与安舒。

忘了从什么时候起

我开始欢喜春天

每盏小嫩芽破土而出

每天一个样儿

看这些小生命

由卷曲，直到探出头

腰板都硬朗着呢

看着就想抖抖自己的膀子

抻抻脖子，舒舒头顶

身体里充满着发芽、生长的活劲儿

瑜伽是功，而非操

体味中正圆活之趣

太极拳谱上这样说：

"外示安逸，内固精神"

顺其自然

把非要怎样的心放下

如水

亦柔软，亦坚刚

肢体的中正

身体结构是否中正，便可看出一个人的健康程度和情绪状况。外在体态的间架结构决定了内在气血的走向；内在气血和心绪状况，又反过来影响我们的体态。

在瑜伽里，"健康"更有"健壮"的含义，即健康而强壮。身体的健壮和心态的健康，合起来才是健康。所以，中正是关乎身心内外健康的中道。中国文字的"道"很耐人琢磨。道，既包含方法，又有超越方法的心法。

身体的中正，先要说说"力"。因为中正不仅是个形容词，而且是一种调试的状态，是化拙力为巧劲的过程。劲与力怎么区别呢？力，分为真力与拙力。真力，是支撑一个动作原本需要用的力，是相对的支撑与舒展，是阴阳相济的。

比如我们站着，双脚自然地支撑大地，大地给我们辅佐和力的反弹；我们的身体间架结构保持中正，便能舒适和放松地站立与行走，这样也会最省力。这时的力就是真力，亦是巧劲，其中有阴阳平衡的自然状态。

那什么是拙力呢？我们站着时，基于长期紧张焦虑或急于求成的习惯，双肩会不自觉地耸起，肩膀总是吊起来，使颈椎不能得到气血的滋养，导致各种颈椎病的发生；同时，由于呼吸变浅，仅仅从鼻腔到喉咙或胸肺的短程呼吸，不能推动横膈膜上下活动，脏腑就不能得到充分的气血滋养，从而影响了健康状况。

我们的胸椎、腰椎也惯常使用拙力。大部分女性都会不自觉地胸腔向前，翘臀向后，因为我们认为这样会让体态看起来更精神，身姿更性感，但却给胸椎、腰椎造成很大压力。

胸椎前推，导致前胸后背的血液循环不畅，影响心肺功能、乳房健康；严重的塌腰问题会造成各种腰椎疾病；骨盆前倾，气血不能贯通上下，导致元气亏损，也会造成很多妇科问题。

所以拙力就是我们本来不需要用力的地方，却长久用力，并且不自知，造成了对身体的根本伤害。重要的就是整条脊柱（颈椎、胸椎、腰椎、尾椎）失去了中正，会导致身体内外的失衡。

拙力会很快消耗我们的精气神，过于用力的地方，一定会造成紧张与疲惫。虽然很努力，却是错误的努力。如果我们一再用拙力达成瑜伽动作，却带来呼吸的短促粗重、感受上的紧张焦虑和身体上的刺痛难忍，不能够在体式中观察和保有平静，那么说明我们的拙力用多了，需要退回来一些。瑜伽需要努力，但不要拙力。

优雅体态站姿练习

从最重要的站姿来练习，回归中正的体态，不用拙力去"挺胸抬头撅臀"，从而促使气血运转，促进体内新陈代谢。

双脚踏地，从脚底生出一股觉醒和即将开始的尊严。调试双脚，微微分开，与胯同宽，稳当就好了。每个脚趾舒张开来的时候，细微间，会体验到脚踏实地的感受。

人如此渺小如尘，于纷纷扰扰的飘零中，难免失去定力，当大脑放空，觉知双脚触地的瞬间，才感知到大地的稳固与浑厚。每一次瑜伽练习，便是这样一次回归。种子降落下来，才能扎根、生发。

脚下调试好，为扎根向下做足准备。重要的，就是腰间了。腰脊位置的中正，决定了体态的中正，和内部气血的平衡。所以，腰是至关重要的内外枢纽。《太极拳谱》说："命意源头在腰隙。"腰，是中正的核心所在，是腰胯和脊柱的交叉处，是能量汇聚开合的核心处，这就如同交通的枢纽处，起到贯通上下、迎合左右的决定作用。

用肚脐向后推动命门穴，使腰眼微微有鼓胀感。注意这里不是吸肚子。而后，微微将尾骨向前卷，这样后腰就有更明显的膨胀感了，而不是习惯地向前塌陷。

臀部有点像鸡蛋壳一样包裹尾间，不必担心这样会造成溜臀，相反地，由于腰胯调整中正，反而促进血液的循环使腰胯气血平衡，促进新陈代谢，消解多余的脂肪，让气血雕塑出最活性的曲线。内部的健康才能带来外在体态的真正优雅。这样的优雅，是在气质层面的，而不仅是靠肌肉骨骼的粗层训练而能够达成的。

接着，胸廓的中正也很重要。从挺胸的习惯里撤退回来一些，微微把胸部含回，《太极拳谱》里说"含胸拔背"，实际是把用力推出的下肋含下来，放松回来，你用双手放在下肋，摸不到它的突出，而是顺和向下的，这样背部也就自然有自下而上的挺拔感了。不然背部总是向前推会导致长久的腰酸背疼。所以"含胸拔背"是前呼后应的一个动作，其内在就是回归上下顺畅的道理。

最后，需要将头顶百会穴的位置微微向上提拔，这样自然会把下颚微收回来，而形成脊柱和头后侧的挺拔，后脖子微微向后找衣领，拳谱说"虚领顶劲"，这样使背部的督脉疏通，而能够上下行气。督脉主阳气，其疏通对于气的运行至关重要。

不抬头也不低头，观照头顶百会穴，而尾骨微微前卷，刚好与百会穴在一条垂直线上，这便调整了脊柱的中正。《太极拳谱》上讲"尾闾中正神贯顶"，只有尾闾中正，才能使精气神充足。

因为长久地用拙力的习惯，起初我们会不习惯肚脐推命门、卷尾闾的动作。可以微微屈膝坐胯，上身保持垂直，通过弯曲膝盖来拉开后腰的肌肉与空间。这会更有双腿沉向大地、双脚扎根向大地的感受。注意膝盖不要超过脚尖，这样膝盖就不会有压力。

一旦身体调和中正，站一会儿，身体内部就会感受到温热或舒张，这便是身体中正带来了内在气脉的疏通，而使气血可以活跃运行的表现。顶天立地，不是一个形容词，而是一种状态。站如松，舒展而放松，上下有天地，人在中间立。不卑不亢，不丢不顶，这样站着，这样行走，就是练功，就是瑜伽，就是生命当下的扎根与生长。

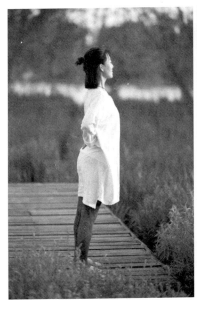
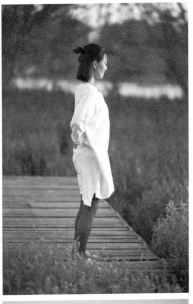
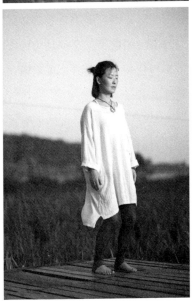

$$\frac{1 \quad 2}{3}$$

1. 塌腰的不中正站姿

2. 肚脐向后，推动正后方的命门穴

3. 屈膝坐胯的姿势

气血的中正

瑜伽的体式动作都是仿效自然的、鲜活的，而不是摆出来的空架子。

"生长"出来的动作，里面才能有气血的运化滋养，如同树长出枝叶与开出花朵，一定是内里的养分与能量充盈，助长了外在形态的舒展与绽放。

摆出来的动作，是靠拙力生拉硬拽做成的，外面的动作到位了，里面的气脉却因过度用力造成紧张，使气血不能充分流通蓄养，反而使气外溢与耗散了。这也是为什么一些人虽然每天运动，可是却感觉疲劳，气色差，手脚凉，腿发虚，常有小腿沉重的感觉，这说明我们运动过度了。

"运动"二字，其实是个中正平衡的关系。运，指运气；动，是活动。我们现代人的锻炼多在"动"上下功夫，却很少有内里气的运化与稳定，所以消耗大，外强中干。真正的运动，是外示安逸，内固精神的。

我们的生命立体而鲜活，瑜伽是探索生命平衡的艺术与技术。如今，哈达瑜伽是世界上最流行的瑜伽流派之一。哈达瑜伽，就是疏通气脉、平衡生命阴阳的练习方式，从而为冥想修心打好身体基础。宇宙间一切事物都是由对立又依存的两个方面构成的，这两个方面就称为阴与阳、冷与热、善与恶、男与女、白天与黑夜、积极与消极、快乐与悲伤，甚至生与死。它们相伴相生，相辅相成，执着一边便会失衡，而只有相互融合，才可复归中正。

《哈达瑜伽之光》说："哈达瑜伽是与控制生命气有关的一种瑜伽，它能够通过控制呼吸来达到控制生命气的目的。"哈达瑜伽认为我们生命有72000条气脉，它们四通八达，从三条最主要的气脉分出来，即左脉、右脉、中脉。这些气脉是身体重要的能量输送通道。它虽然无法通过解剖被看到，但却可以被我们感知到，不是物质的存在，却承载着生命之气的运行。

哈达瑜伽主要通过动作与呼吸的练习来影响我们的生命气。气充盈，就会给予血足够的推动与滋养，血液流动的速度加快，新陈代谢速度就快，便能更好地排出身体的湿寒胀气，使毒素与多余的脂肪代谢清畅，体态就会保持纤细而盈润的优雅。气血亏虚，就会导致新陈代谢差，面部暗沉，精神疲劳散乱，女性经期不调和生育问题，也会带来很多的疾病隐患，体态要么骨瘦如柴，要么虚胖臃肿。

气为血之帅，血为气之母

气，是不断运动的、具有很强活力的精微物质；血，指血液。气有生血、行血、摄血的作用。气充足贯通，化生血液的功能就会加强，也能保证血液的正常运行与代谢，并增强血液的滋养功能。血既可承载气，又可养气。血不断为气的充足运行提供养分，滋养身体与脏腑。"气不得血，则散而无统"，一旦血虚，气也会随之虚脱。

从阴阳角度来看，气具有推动和温煦的作用，属阳；血具有濡养作用，属阴。气是人体热量的来源，气不足，人就会怕冷，两腿乏力，易疲劳，容易体虚多病。气的运化功能降低，就会影响新陈代谢，使代谢速度变慢，导致人体亚健康。所以，气血平衡，是身体健康的重要条件。

吴式太极拳王培生老先生说：中正，"中"指中气，也就是真气，真气源于气血的平衡，气血的平衡谓之"中"；它会影响外在身体结构，使四肢形态必周必正。

无论印度的瑜伽、阿育吠陀，还是中国的道家养生、中医经络学说，围绕的都是生生不息的阴阳变化与平衡。在练习时，以心行意，以意带气，以气养血，让动作自然推动气血的流动，才能重新连接自然，回到"生长"的活性状态，一步步体验瑜伽的喜乐与安住。

瑜伽

我们不是瑜伽体式的机器
而是通过瑜伽，了解自己
我们往往想要去掌控别人，征服他物
却发现最难控制的，其实是自己

无意识于自己的手指正在蜷缩
无意识于自己的双肩紧张地耸起
无意识于自己的眉头又一次紧锁
无意识于自己身体的每一寸肌肤
本来是可以呼吸的

总是跟着欲望

无止境地向外奔跑和追逐

却忘了回看自己，那颗心

仍如初生婴儿般单纯与真挚

自然与简单

在瑜伽里

一次次将意识拉回到眼下的自己

渐渐舒展蜷缩的手指

仿佛可以触碰到空气

渐渐沉下双肩

反倒胸有成竹地升起了自信

舒展紧缩的眉头

瞬息间，已觉释然

瑜伽，本不是竞技

不是一个体式接着一个体式的挑战

即使在学着做更难的体式

也仅仅是为了更深地控制自己，觉知自己

瑜伽，不是表演

只是让心，更柔软

柔软如水，才坚不可摧，不是吗？

瑜伽，是教我们放松的

从身体的表面，一直松到心里

松到与蓝天大地在一起，还怕什么？

让自己的身体和情绪能够听心的话

那就好办啦

瑜伽，就是这样的努力

三

瑜伽与瘦身

在练习瑜伽的人群里，有大部分人（尤其是女性），是以瘦身、雕塑体形为目的；也有些人是以平心静气、减少压力与焦虑为目的，或者两者兼有。瑜伽是善巧与多元的，能够使人的身、心、灵和现实生活多方面受益。这也是瑜伽这门古老的印度修行方法可以延续近五千年至今的原因。

无论我们是出于身体需求、知识需求、感受需求，还是心灵归属的需求，都可以在瑜伽里找到相应的方法，并且经由一扇门的进入，只要保持好奇心和持久的耐心，便可以打开和经验到超乎想象的无限世界，而这个无限世界是和内在的无限紧紧相连的。越是向内，越是广大。

瘦身和保持体形，在瑜伽人群的需求里比重最大。一个长期练习瑜伽而保持良好体形的人，同时具备瑜伽的生活态度，他们看起来也是健康、优雅、内在充盈的。然而随着生活节奏越来越快，人内心的焦虑、紧张也随着外在世界的律动而加剧，瑜伽的静心需求在全世界也变得越来越受到欢迎。其实瘦身与静心，并不仅是表与里、粗层与精微层的需求，而是一体两面的。

怎么理解瘦

　　一个良好的心态，会直接影响一个人的体形和体态；气血平衡、结构中正的身体更是有利于形成相对平和的心态。所以在瑜伽里，瘦身不仅仅是表面的锻炼，它时时刻刻和内心关联。只有与内心关联，瘦身的效果也才更持久、更深入。

　　中正理解和练习瑜伽的人，不会再因为怕胖而紧张兮兮地吃饭，忘了美食带给我们的享受；也不需要每天拿着尺子丈量三围，为了减去哪里的肉而急功近利地过度锻炼。他们会更加放松，享受着每个瑜伽体式的举手投足，享受着这过程与空间；他们更加专注于每一个起起落落的状态，每一个动作和下一个动作的演变过程，专注于呼吸与动作的配合与联结。

　　这些专注与放松，进而带动了情绪的稳定和内在气血的顺畅流动，带来了身体新陈代谢速度的加快，呼吸自然变得轻盈细腻，甚至可以感受到血液流动过程中的暖意与欢喜。伴随着这样的瑜伽练习，日复一日地持续，身体自然会瘦下来，而且是健康的、匀称的纤细，而不会是羸羸弱弱、气血匮乏的；是在健康的基础上保持良好的体形和体态。

　　在瑜伽的哲学里，瘦是表里如一的。就如同一条河道因为杂质和垃圾的堆积，而使水流浑浊甚至局部停滞而变臭，河道也开始变细甚至局部淤堵。我们想清理河道，不仅要清理河道两边溢出的垃圾和淤泥，也要清理河道本身。瘦身便是这样的道理。我们需要保持身体气脉的通畅、气血的平衡，才能使新陈代谢加速，而自然排除掉身体的湿寒瘀滞和多余的脂肪。瑜伽的瘦身，是一个健康的内外净化过程。

瑜伽与饮食控制

伴随着中正的瑜伽练习，不急不缓，循序渐进，持之以恒，我们对食物的欲望也会自然降低，而不是靠意志力硬去减食或不吃，我们更能敏锐地感知到身体什么时候需要吃，而什么时候只是想要吃；由于自身在练习中体验到的充足感和对念头情绪的觉知力和控制能力，也就不会因为情绪和欲望的需要而没完没了地吃东西了。

在日复一日的瑜伽里，我们慢慢适应一个人练习、一个人待着的单纯时光，甚至开始享受这份单纯，也就不需要像从前那样，非要吃点什么来填补空虚和无聊了。所以，看起来是瘦身的约束，其实是对欲望的管理，对心的训练。这本身，就是在静心。

长期练习瑜伽的人对肉类和刺激性食物的欲望，也会随着身体的清洁而自然降低，会更加喜欢吃悦性平和的食物，而减少刺激性食物的摄入。因为吃得太多或太刺激，都会影响瑜伽带给身体的平和感与舒适感，而使人变得激昂不安或懒惰、不清明。一旦努力地练习瑜伽，真切体验到身心更舒适安和的状态，我们对吃一顿大餐或喝浓茶、浓咖啡、烈酒带来的短暂快感和满足，就不会有那么大的兴趣了。

这一切瑜伽净化的过程，是从自己的眼下出发的，通过自然而然的训练，慢慢净化身心并形成新习惯，而不是一开始就压抑自己对肉类的欲望而强制自己吃素，或压抑自己对咖啡的依赖，从此看都不看它一眼。

任何事物都具有力的反弹，如果我们太用力去制止一件事，必然会把压抑堆积在那里，长此以往，终有一天会爆发出来。这也就是为什么很多人缺乏对科学断食正确方法的引导和认知，强制自己一天或者很多天地断食，于是导致了之后的暴饮暴食，而造成了严重的身体和情绪的失衡问题。

如何吃健康？怎么吃不胖？

　　瑜伽经典《哈达瑜伽之光》认为，"过度"妨碍瑜伽练习，或许使之变得无效。度的把握，其实是最难的，甚至比好与坏、高与低、多与少、有与无、静与动、是与非都难。难在哪呢？难在"之间"，难在"正好"，难在"不偏不倚"。禅者的风范，历来被传颂着八个字："饿了就吃，困了就睡。"到底怎么吃才不过度，吃得没烦恼，吃出禅味呢？我们便来说说饮食。

　　瑜伽经典《薄伽梵歌》说，不吃或吃得太饱，都没有任何益处。我们要么见到好吃的控制不住暴饮暴食，由于吃得太多而后悔，下一顿甚至第二天都不吃了。很多厌食症或胃部疾病也都是这么折腾出来的。

　　吃得太饱是什么感受呢？昏昏沉沉，只想睡觉，这是因为胃里装满了食物，能量汇集到胃部去消化食物，使体内气血不稳定，身体疲惫，睡不踏实。相反地，减肥人士常使用"饿"的办法，饿得晕头转向、血糖低，没有精力做事情，由于气血亏虚也很难专注，还严重地影响身体健康。吃了太多惰性属性的肉类食物和变性属性的咖啡、茶及刺激性食物，自然也会减少身心的清明状态，做什么事都不得投入全然的精力，以上都是"饮食过度"的表现。

　　《哈达瑜伽之光》中说："均衡饮食就是：食物可口，甜的，（给胃）留出四分之一的空间，为取悦内在之神希瓦而饮食。"留出空间，才会让气血流动不受阻碍，才会体验到内在精气神的祥和。我们都有体会，吃得太饱后，练习瑜伽体式，要么打嗝胀气，要么恶心，要么昏昏沉沉练不动，便是因为吃得太饱而没有空间让气息流动起来，也就减慢了血液流动的速度，从而减缓了新陈代谢的速度，使身体出现随之而来的昏沉疲惫，这种感觉甚至会持续好几天，还有可能导致身体其他病灶的出现。所以，很多老人长寿的秘诀便是，饭吃七分饱，给内在留有空间，感受清清朗朗的。

对于如何选择食物，《哈达瑜伽之光》谈道："下列食物应被认为是没有益处的：反复加热的、干的、太咸的、太酸的，没有益处的绿色蔬菜，这些都是被禁止的食物。瑜伽士应该食用有益健康的食物，如甜的、润滑的、牛奶做的、对身体的基本元素有营养的、适合个人口味和心意的，以及有益的和满足（瑜伽食物之）所有条件的食物。"

瑜伽哲学认为，万事万物均有三种品质，也就是"三德"，它们是悦性、变性和惰性。饮食也分为三个属性：悦性、惰性、变性。悦性的食物（蔬菜、瓜果、谷物等）会给身心带来更多的轻盈、清净和喜悦；惰性的食物（主要指肉类）吃多了会让人感觉身体疲乏，而且因为不好消化使体内毒素堆积，让身体感觉沉重，产生更多的负面情绪；变性食物（咖啡、浓茶、调味品等）食用多了会让人的情绪不稳定，很难平和。

所以瑜伽饮食哲学建议大家：为了保证身体的纯净和情绪的相对平和，多吃悦性食物，少吃或不吃惰性食物，减少变性食物的饮用。也有很多人吃素，为了环保，为了减少对生命的杀害，或是出于宗教信仰等原因。并不是说练瑜伽就一定要吃素，但一段时间后，我们会自然喜欢吃清淡的，也就是悦性属性的食物。因为身体的毒素少了，身体的惰性成分也会减少，所以变得更加敏感，更加喜欢吃相应属性的食物。

以素食为主，或者有意识地减少肉类的摄取，或提倡自己或家人在一周的某一天吃素。另外，早餐、午餐营养配比丰富，晚餐少吃或者不吃，这都是一些健康塑形的方式。但现代社会的生活压力大，如果做不好饮食的补给和调配，相应的瑜伽、冥想等身心调养练习又跟不上，很容易导致精神不集中、体力不支等等，所以建议大家饮食尽量清淡，但不一定非要吃全素，根据个人身体情况、家庭成员需求平衡情况和瑜伽练习的状态，来安排每个阶段的饮食配比。

当然我会和大家建议：即使吃肉，也尽量不杀生，不吃活物。在日常生活中培养和发掘我们每个人内在的善性和清净，对每个生命的怜爱，也会给自己积累更多的福报，给身边人带来好的影响。前些日子看到一本瑜伽书籍里关于"不杀生""不伤害"的主张：必须记住，不论何时我们运用身体或心智的力量，只能对事不对人。不要忘记，我们都是宇宙本体的化现，对任何事物永远不要怀恨在心，而是永远慈爱。

生活无处不瑜伽。在饮食里，也可习得智慧，而智慧在于度的把握，更在于随顺。既不因为不吃或吃得太饱，导致瑜伽练习的失效和身心的失衡；也不因为"吃素才对"或"吃肉营养才够"的执念，影响营养均衡，及家庭关系和社会关系的和善随缘；当然更不因为仅仅满足自己的口腹之快，而伤害了另外一个生命。自己能做主的时候，便不那样做。自己不能做主的时候，便随顺因缘不起烦恼，但你可以决定自己吃或不吃。用自己去感染别人，而不是强行改变别人。吃饭，也是这样。

听自己身体的需要，饿了就吃。再合理的饮食，不饿的时候吃，也是过度。饿了，就是身体需要吃，而不是欲望想要吃。当然最重要的，就是怀着什么心情吃。再悦性的食物，我们挑三拣四地吃，骂骂咧咧地吃，吃到肚子里，也就变成变性食物和惰性食物了。

饮食也需要禅心。吃得刚刚好，不多也不少。心满意足地吃，平平淡淡地吃。随缘吃，都好吃。

减肥也是修行

对于一切事物的欲望，不压抑，也不放纵，这就是瑜伽的智慧。瑜伽的练习带给我们更自然的健康减肥的过程，这个过程是带着觉知的，更是自律和自我修养的过程，不会痛苦，也不会形成更强的执着心。

减肥的过程，亦是修行的过程。我们既不要说我更注重内涵而不需要减肥；也不是只会用尺子丈量身体而忘了内心的分寸与品质。减肥与静心，是瑜伽内外兼修的同步过程。只有内外兼修，才归于中正。

做任何一件事，都是过程中的品味与历练。而不执着结果，这本身的心态就是瑜伽的状态。维持的不仅是体态，更是心态。减去的不仅是赘肉，更是烦恼。

观察自己和学生们这些年持续练习禅心瑜伽与冥想，关注内外的中正平衡，体形和心态都有了很大的变化。即使我练习快二十年了，这种变化依旧在发生。自己最早是易胖的体质，用了很多减肥办法都不能长期奏效；而如今根本不需要特意节食或加强练习，日复一日地调养气血、疏通内循环，体态就会在很轻松的心态下轻盈起来，还可以用心享受生活、享受美食，而不是每天把减肥的压力顶在心头。身体呈现出来的线条也会更加舒展而不赢弱；气的蓄养修炼，会带来更稳定的身心状态，让人专注和轻松地投入每一天的工作，不负岁月。

瑜伽"乐"与"住"的体验，是层层深入的。这些由内在生发出的喜乐与宁静，会帮助我们打开生命更广阔的视角，对美有更深层的认知与追求。优雅的气质不是靠化妆品化出来的，不是靠名牌服饰包装出来的，也不是靠"丰胸硕臀马甲线"表现出来的。浅层之美，仅在撩拨人的欲望，让人失去心的稳定，而被空虚的激情俘虏；深层之美，则在淡然自处，悠然自得，清风自在，不造作、不假装，却有耐人寻味的余温。

日本服装设计师山本耀司说："女人的美在骨不在皮。时尚不会让你变得性感，你的经历和想象力才能让你变得性感。而要想得到这些性感没有别的捷径，唯一的方法就是你得好好生活。"气质之美，是需要内外兼修的。给自己时间，回归身心的中正，耐心生活，伴随时光逝去，美到骨子里。

瑜伽，一边修身，一边静心

自己教瑜伽这么些年，来学瑜伽的伙伴，大概各有各的诉求——有的希望减肥，有的希望健身，有的希望辅助治疗身体，有的希望减压，有的是填补一些空闲时间，也有的是来静心。

每种需求的会员我们都是欢迎的，因为每个人去选择做一件事情，总是源于自己的一个问题或期望。而我总会对需求不同的会员给予针对性的建议，也总会说：不论你为什么来练瑜伽，只要坚持练习，瑜伽总会给你带来很多你想不到的变化。

经常有学生问我：为什么我也一直在练瑜伽，但感觉自己还是心浮气躁的，遇到事情还是容易急呢？

在练瑜伽一段时间之后，仍然觉得自己心浮气躁，心态变化不大，这其实是个好事，说明我们在进步了，因为现在自己会有"觉得"和"观察"，知道自己心浮气躁了，这就是明显的进步。以前我们一样心浮气躁，而且心和行为会跟着这些躁动的情绪走，但不自知，浑浑噩噩。

通过一段时间的瑜伽、禅修，我们的心开始"知道"了，好像慢慢地提炼出另外一个自己，在后面看着自己：一会儿躁动，一会儿安静，一会儿哭，一会儿笑，情绪真的很无常并难以把握。遇事仍然会生气，但是生气背后，好像比以前多了后悔和反省："我怎么练了半天，还是这样呢？"这其实是一个更深入的开始。我们开始看向自己、反问自己了，想把瑜伽的练习扩展进生活里了，我们开始想寻找连接的方法了。所以，首先要恭喜我们自己，别气馁，并耐心继续下去。

从眼下真实的状况开始瑜伽

然而并不是每天瑜伽的开始，都那么充满新鲜和热情，有时会懈怠懒惰，不想动。但重要的是，心不要马上去认同情绪、纵容情绪。

我们只管带着当下真实的身体状态和情绪感受，从眼下开始瑜伽和冥想，这样不是更有意义吗？练习中，随着动作和呼吸慢慢专注，向外流溢的能量慢慢收拢，气脉里的浊气、胀气慢慢被收拢和聚集的能量排除出去，气脉从而得到了疏通，怠惰疲惫就被舒展和清爽取代了。瑜伽就是清理身体和情绪障碍的过程，是净化的过程，所以要持之以恒。

这样看来，拙重与清爽，懈怠与专注，只是我们身体状态的一体两面，身体就如同运转着的太极，别想着永远去除消极的那一面，反而应该让它成为提醒，帮助我们更好地转化和平衡。瑜伽就这样让我们渐渐经验到对待自身的善巧，也就长出了包容的能力。如同没有黑夜，何来清晨；没有阴雨，何来阳光；没有犯错，又谈何修行。看似不好的出现，却藏着好的种子。

越练习越急迫，这是瑜伽吗？

作为瑜伽老师，我们要做的不仅是瑜伽体式动作的教授和课程编排的创新与变化，更要善巧地从学生的不同需求开始，既给出针对性的专业指导和习练方法，又要给出更长远和深入的引导，尤其是给出瑜伽和生活琐事对接的方法。

身体和情绪问题的背后，其实是心态的呈现。老师要给出的方法，不仅是为了帮助他们解决急迫的问题，更要紧的是让他们学习放下急迫感。而如今我却看到一些学生越学越紧迫，总觉得老师是把尺子，每天丈量出自己的一大堆问题需要马上解决。越练习越急迫，这是瑜伽吗？

自五千多年前瑜伽产生以来，瑜伽的第一义就是"从苦中解脱"。而从最早出现的瑜伽流派业瑜伽、智瑜伽、奉爱瑜伽、王瑜伽，直到一千九百年前哈达瑜伽流派出现，瑜伽一直以来都关注生命内在探索之道的完善。

业瑜伽强调在日常行为中的修持；智瑜伽强调哲学理论和冥想实践并重的修持；奉爱瑜伽强调"信"与"爱"；王瑜伽强调修行的次第即"瑜伽八支分法"和冥想在瑜伽修行中的"王道"（一切次第的修持都是在为禅定做准备）；哈达瑜伽强调阴阳调和，主张气血平衡是身体健康强壮的标准，更是修心和内在探索的基础。

作为老师，要清晰瑜伽这个"地图"，而把不同需求的学员带向各自的"目的与方向"，但同时不能以偏概全，而要领悟瑜伽"殊途同归"的本质。

当然，成就每件事情的主因，还是在自己，所以每个学员是否能坚持下来，是否能由表及里一步步深入地习练和感悟，要看每个人的根性和因缘。瑜伽老师的职责，要努力去做，而剩下的随缘，不能把个人意愿强加给别人。

尽管我们每个人练习瑜伽的目的有所不同，但是不要只从一个角度理解瑜伽，有时候需要忘记我们起初来练习瑜伽的目的，单纯地练习，享受过程。不是非要利用这次练习达到一个什么目的，减肥也好，静心也好；

而是纯然地在练习，全然接受自己眼下可以做到的和做不到的部分。

这样，我们会更放松，更加回到对过程的在意，而非对结果的执着。反而这样会有可能无心插柳柳成荫，当我们真的在瑜伽里实现了当初的目的时，会发现它已经不是那么重要了。因为我们获得了更深入的满足，感受到了内在的喜悦。正如《瑜伽经》里所说，"由于满足，人得到最大快乐"。

瑜伽，本就是一个过程。正如我和一个会员说：别急，只要坚持下去，每个阶段都会有更深入的变化。我们永远不会有一天说："好啦！我已经静心啦，我不需要任何练习啦。"我们只会有更深入的体会和更细腻的觉知，并且在生活和工作里看见。

改变，并不是改错，其实是归零，回来做自己。我们知道做回简单的自己，才会自在、舒服和心安。反而这样，很多以前求之不得的事，现在轻而易举地获得了；以前忙得神魂颠倒，现在却更有条理、更有效率，甚至更悠闲、更从容。

这就是瑜伽在起作用了，由身体的表面渐渐深入内在；由内在又渐渐浮现出表面。表里如一地做人，表里如一地做事，表里如一地活着。如水一样流过的人生，需要耐心地经过，细心地品味。

女人的本性，是温暖

又是一个阳光午后，
光线轻柔地铺进窗口，
白纱帘轻轻飘起，
悠悠禅乐，淡淡藏香。

当你安坐在阳光里，
呼吸轻得可以让人飘起，
窗口吹进的风，
抚摸着你的孤傲和浅愁。

与这城市的喧嚣并存的，
是另外一种和谐。
你静默地与性灵交流，
生命的美就在于此。

在每个瑜伽的舒展中，
你觉知着内心深处的安详与感动。
在身心的温暖相应中，不思，也不议。

女人的心充满着爱和善良，
女人本就应该是温暖的。
女人将你的温暖传递，
传递给你的父母，你的爱人，
你的小孩，你的朋友和同事。

温暖是一切的原动力。
你用你温暖的手抚摸着爱人和小孩的脸庞，
你用你温暖的笑容给予他们力量，
抚平他们的劳累和创伤。

女人的本性，是温暖。

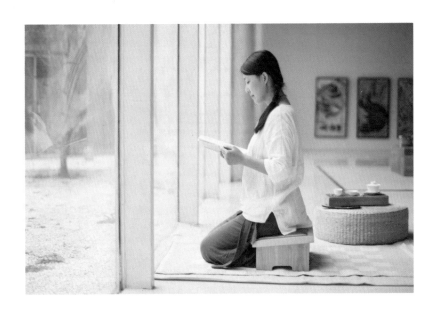

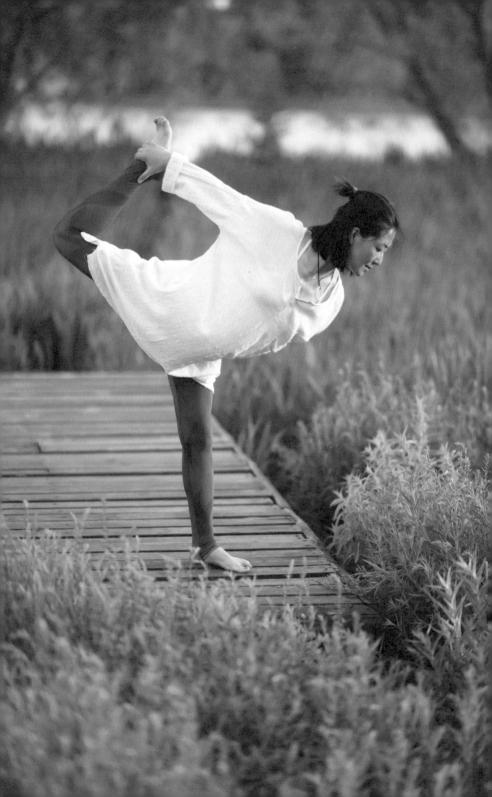

四

什么是瑜伽

瑜伽，即整合，联结

自己教授瑜伽这十几年来，我发现大多数人会在"两极"上看待瑜伽：有些人认为瑜伽是杂技，需要有极大的柔韧性才能把身体弯曲成五花大绑的样子；有些人觉得瑜伽是修身养性、不食人间烟火的，太静太慢；有些人又觉得瑜伽太快、太难跟不上；有些人觉得瑜伽是灵修；有些人又觉得瑜伽是体操。对瑜伽的认知还真是五花八门。

记得有一次去看朋友的画展，我的学生是一个女画家，她对迎面过来的一位男性画家朋友介绍我说："这是我的瑜伽老师牟木。"只见那位男画家立马用他的眼睛扫视了一下我的身体，接着问我："瑜伽老师是不是都能把腿掰到脖子上啊？"我笑了笑说："那倒不一定，但都能把心放肚子里。"说这句话时，我很清楚自己的内心是带着一种"反击"的。

然而，即使是我上边的回答，亦是落在了对瑜伽一极的看待。瑜伽老师都能把腿掰到脖子上吗？不一定。瑜伽老师都能把心放在肚子里吗？其实更不一定了。这都是落于"二见"，落于偏见的回答，违背了瑜伽的根本意义：整合，联结。

落于一极的看待都是断见与偏见。当三千多年前古印度典籍《吠陀经》里第一次提出将"Yuj"这个梵文作为"瑜伽"的词根，瑜伽的根本意义就被解释为：整合，联结。

整合什么，联结什么呢？我们一定会问。然而千万别仅仅从概念上去解释这两个词语，那就把我们套住了，而今我们的头脑里已经塞了太多的概念、定义。重要的不是我们听说了什么，而是正经历着什么。

每个练哈达瑜伽的人，都会有身体越来越柔软的体会，而与此同时，基于自己的努力与专注，心绪也会比从前有所整顿。但如果练习者仅仅停留在瑜伽的动作去练习和挑战，而忽略了动作背后的瑜伽哲学，和瑜伽状态在生活里的整体落实，就会越练越成为"瑜伽体操员"，而不是真正意义上的"瑜伽人"，也更失去了那颗平和的心，在动作上急功近利的习气更会在生活里支配我们。

通过训练王瑜伽和智瑜伽调伏内心的人，通过训练奉爱瑜伽的人，也都不会是身体特别僵硬的人。这不正是在以不同的方法，达到相同的整合和联结的目的吗？然而如果我们仅仅执着于自己的瑜伽方式，而不能打开来补充自己不足的部分，就没有真正实践瑜伽"整合"的意义。瑜伽是对生命每个面向如实地了解、开发和运用的过程，只执着于一极，是二元地看问题，是落在极端的视角，而瑜伽是多元的、变化的、整合的、联结的。

就如同我自己，每天盘坐在打坐垫上准备冥想时，或踏上瑜伽垫的那一刻，很多时候心是松散不定的，头脑带着混乱疲惫，而基于几十分钟的练习，让心专注觉知在动作与呼吸上，明显会感到气息渐渐平顺了，身体渐渐舒展有空间感了，而内心再一次经验到当下，那是最新鲜而真切的经验——我再一次把注意力放回到眼下在做的事情上，再一次体会到心的"在场感"。完成练习后，投入工作、读书、写作或是画画，都更加专注清明，更加有效率，感受到不愧对当下的满足感。

与其说"整合、联结"是一个瑜伽哲学的概念，不如说是一种"心在场"的状态。谁希望过四分五裂、心猿意马、七上八下的日子呢？谁都需要"整合"，谁都想活在当下，所以谁都需要瑜伽。瑜伽是一种状态，只是选择达成瑜伽的工具不同而已。

瑜伽，是实践的艺术

瑜伽既然是一种活在当下的状态，如何达成这种状态呢，也就是到底瑜伽有哪些方法可以达成"整合与联结"呢？

1. 瑜伽学派分为两大类

简单归纳，瑜伽学派分为两大类。第一类瑜伽是从认识上出发，也就是通过学习与实践，来树立正确的见地：我们怎么认识和观察这个世界？我们怎么认识和改变自己？我们如何处理自己和世界的关系？这类瑜伽帮助我们建立生命智慧，减少无明的行动，减少带来烦恼的因。这些流派包括：智瑜伽、业瑜伽、奉爱瑜伽。

智瑜伽通过阅读经典和练习冥想达到这个目的；奉爱瑜伽是通过对神的虔诚信念与奉献而达到梵我合一的联结目的（这里的"神"可广义地理解为"梵"的智慧）；业瑜伽是在日常生活行为中训练，减少对事情结果的执着，以无执的心专注当下。

第二类瑜伽是从身体训练出发，日复一日地练习，感受到身心与呼吸的平衡关系，从而影响旧有习惯与认知的改变，重新回归中正的状态。这类瑜伽帮助我们平衡身体能量，对心的觉知更加清明。主要流派包括胜王瑜伽和哈达瑜伽。

胜王瑜伽（王瑜伽）是通过实践瑜伽八分支法，从行为戒律、感官控制、专注冥想的一系列训练方法而达到三摩地的解脱状态。哈达瑜伽是通过体式动作的训练调和生命之气，而达到控制心意的目的。

所以，从瑜伽发明至今近五千年，以上两大类的五个瑜伽流派贯穿着漫长的瑜伽史。虽然现代社会更流行哈达瑜伽，但根本上更是五大流派的合而为一。无论哪个流派的瑜伽，其目的都是"控制心的意识波动"。只不过一类是从认识出发，一类是从身体出发。

2. 实践瑜伽的两个误解

关于实践瑜伽，也容易有两个误解。首先，别错误地以为第一类瑜伽不需要实践，难道日复一日地阅读经典与冥想禅坐，并把所学放在行为中检验修正，不是实践吗？其次，别误认为每天练习瑜伽体式和冥想就是在实践瑜伽了，我们有意识地把这种实践和生活工作结合了吗？

瑜伽是修与行的结合。仅仅关起门来修自己，不放进生活去检验，就会如同温室里的花朵经不起风雨。所以虽然我们自己修得挺美好，但当生活中的烦恼和执着并没有减少时，就要注意把所修与所行切实结合了，生活是我们更真实的瑜伽垫和打坐垫。

瑜伽是表与里的合一。瑜伽是身心合一的艺术。有怎样的心，就有怎样的身体外化和生活状态的呈现；有怎样的心，就决定处事的态度和一切关系的处理方式。

瑜伽的出发点就在于控制心，方法在于认识心和训练心，而目的在于使用心。毕竟在使用这颗心的时候，才能使自己和他人、世界发生联结的关系，而能真正有益他人。为了回归慈爱，瑜伽是实践的艺术。

瑜伽，即"不二"

现代瑜伽大师克里希那玛查雅说：理解"不二"，非得先了解"二"不可。"不二"这个概念就暗示着"二"。

那什么是"二"呢？好与坏，对与错，是与非，高与低，左与右，里与外，男与女，深与浅，阴与阳……我们所处的世界就是二元和合的世界。没有这一边，也就无法比较出那一边；没有这一边，也就无法命名那一边。所以二元看起来是对立的，实则又是相互依存的。一切道法，都是在二元融合统一的道路上成就的。

《哈达瑜伽之光》中解释："哈（Ha）"代表"太阳""右脉""热原则"或"右鼻腔"。"达（Tha）"代表"月亮""左脉""冷原则"或"左鼻腔"。哈达也意味着一种力量，坚决的努力。

《奥义书》中解释，瑜伽是从二元的痛苦中解脱。因为执着于"二"，所以有了苦。从"二"中探索"不二"，借助"二"回归"不二"，便是瑜伽的过程。

现代人对哈达瑜伽的理解更多在动作体位上，而哈达瑜伽作为瑜伽五大流派之一，比其他四个流派出现得都晚，而它并不是为了身体的瑜伽，而是通过身体的瑜伽。

这样一来，如果今天再有人问我"瑜伽老师是不是都能把腿掰到脖子上"，我就可以做出更完善、更有智慧的回答："我是为了把心放肚子里而练习把腿掰到脖子上的过程。"

异曲同工地,印度的"哈达"与中国的"太极"都指向了"阴阳"。什么是太极呢?清代王宗岳《太极拳谱》解:"太极者,无极而生,动静之机,阴阳之母也。"无极生有极,有极生太极,亦是"二"与"不二"的寓意。阴阳为二,阴阳和合为不二。执着阴或执着阳都是二,只有融合二元,不偏不倚,方得中正。老子《道德经》说:"道生一,一生二,二生三,三生万物。"一切修行的路,都是回过头来,检省内在,梳理生命的过程。

瑜伽便是迈向"不二"的工具。克里希那玛查雅说:"二"必须被辨识出来而后结合在一起,否则即使"不二"这个概念,也只会成为一个认知对象。

我们特别容易从知识概念上被这些词绕进去,而瑜伽是实修实证的过程,仅仅从大脑理解这些定义,是没办法经验到它给予我们的喜悦与满足的。所以,我们需要去练习,去日复一日地重复,一次次从大脑忙碌的线性思维中抽身而出,从好坏对错的执着中抽身而出,无论我们在修习哈达瑜伽还是在修行冥想,在单纯地觉知呼吸的过程中,才能体会到眼下的存在感,心的在场感,体验这种在拿起与放下之间的观照,实与虚之间的转换,才能于须臾间领略"不二"的流动万变。

生命的美感,亦在于此。一切的定式,都是由刹那的变化而来;一切的定格,都是短暂的火花。唯一能守住的,只有这颗观照变化的心,这个属于观察者的视角,全然去做,去感知,去承担,才不会迷失在纷乱的二元世界中。

有一次,我和太极老师打完拳从公园往出口走,飘着雪花,老师对我说:"你看这些飘着的雪花,用心体会体会这个'飘'。"我倏然被当下的那个情境打动了。随后的日子里,无论在打太极时,还是练瑜伽时,我心里似乎都有这样一个询问与参悟。

飘,于阴阳变化之间,无论得失与悲喜,随顺而来,随缘而去。

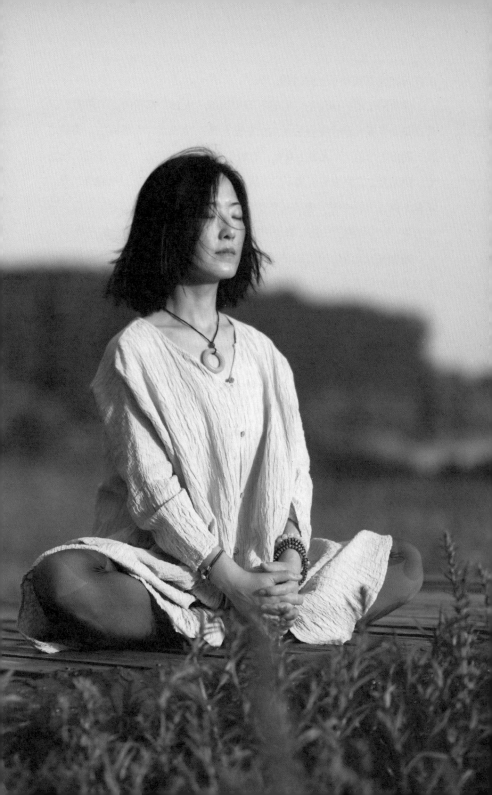

瑜伽八支分法与安心之道

我的师父明一法师常说行无为法的精神，"只问耕耘，不问收获"。瑜伽的目的，即是安心。

我常和瑜伽馆的伙伴们分享，我们为美而来。瑜伽确实可以美容减肥，然而美容减肥只是瑜伽的副产品，瑜伽更重要的作用是静心。心调柔了，气血就会相对平和，身体自然会柔软顺畅，皮肤自然会因为精气神的饱满，由内而外地亮起来。如果保持对瑜伽的知见坚持修习几年，不仅仅是强身健体的收获，更会收获心的平静和喜悦。

瑜伽圣哲帕坦伽利在《瑜伽经》中强调：瑜伽是身体力行的哲学。通过这十几年层层深入地修行瑜伽，从身体出发，渐渐进入内心；以内心为根本，渐渐影响瑜伽与生活的方式。我对瑜伽八支分法不再只是停留在起初看学术理论的知识层面上，而是每读一次都有更深一层的体验与领悟，在实修基础上的经典阅读，确实会得到更深的印证与指导。

瑜伽八支分法就是实现瑜伽的八个步骤。

第一，制戒，不杀生、不偷盗、不说谎、不纵欲、不贪婪。这些普世的道德规范告诉我们，作为一个社会人，要知道什么该做、什么不该做。因为生命的运作基于因果，善有善报、恶有恶报，种瓜得瓜、种豆得豆。

此刻我们活成什么样子，完全是由自己的过去决定的。一个念头的生起引发一连串念头的接续，导致随之而来的行动，带来身心的感受与情绪，造成对他人、环境的影响；而后又再生出念头、行为、感受、互动，循环往复。所以，管理我们的明天，就是从控制我们今天的心念开始。戒律，便是对今天的克制和对明天的改善。

第二，精进、纯净、满足、苦行、研读和敬神。要摆脱那些根深蒂固的、扰乱安静的念头与欲望，并不那么容易，我们还真需要依赖一些什么，把川流不息的欲念截断。而专注于一件事情，能帮助我们安静下来，并减少贪婪、愤怒和自私的习气，渐渐培养出瑜伽的思想。瑜伽提供了这些精进的办法：净化身体、平衡能量，修行知足心，严格自律，阅读经典，或通过信仰至高的存在来减少我执。

《瑜伽经》中提到，"由于满足，人得到最大的快乐"。我们快乐与否，不是来自拥有的多少，而是对已经拥有的感到知足。这心态绝对不是形而上的哲学，它们非常实用与具体。比如当我们吃饱了却还想吃的时候，告诉自己"其实我已经饱了"。衣柜里的衣服还有没摘掉标签的，可看见漂亮衣服还是想买的时候，就告诉自己"其实我的衣服已经够多了"。时时处处修一颗知足的心，就可能享有更多宁静的快乐。

第三，坐法。给身体一个最容易久坐不动的姿势，控制那些出于习性但不必要的行为，比如抓耳挠腮、左顾右盼，不被杂念牵着走，给心留出观察的空间，专注于呼吸。

第四，调息，专注于外部或内部对象而引起的呼吸变化。其实我们日常生活中都有这种经验，当我们专注于一件事情时，好像达到了"忘我"境界，呼吸非常缓慢细腻；但是日常我们受情绪习气的支配，很少能经验到"无我"的状态，多半是着急往前，急于做完，所以心浮气躁，呼吸短促紧张。

在瑜伽或冥想中，通过对呼吸的长度、深度、频率建立观察并加以作用，可以渐渐拉开心念和呼吸之间的距离。由于念头的紧迫带给呼吸的作用和压力就减少了，观察者会慢慢认出念头仅仅是个念头，不去追随它、助长它，它就会是刹那的经过而已，这样便达到了感官控制的目的。

另外，如果要深入练习某些呼吸法，一定要跟随有传承和深入练习经验的老师。同时不要忘记，无论什么样的呼吸法都仅仅是为了帮助我们体验并回到自然的呼吸状态。

第五，制感。感，包括感官与感觉。我们的感官系统（眼、耳、鼻、舌、身、意），眼睛在观看，耳朵在聆听，鼻子在嗅闻，舌头在品尝，肢体在触碰，意识在构想，这些感官系统不断接受外在世界的刺激，传导到神经中枢系统来判定好与坏、香与臭、美与丑、喜欢与不喜欢。我们通过感官触碰这个世界，而后带来了自我存在感和快乐感。好像人类对外部的探索与征服，天生就有一种"上瘾症"，为了满足感官，永不停歇。而社会一切的娱乐项目，也几乎都是围绕感官一而再，再而三的刺激而开展的。

除了感官系统，我们还有感觉系统，如平衡感、热感、冷感、快感、孤独感、疼痛感、无聊感、空间感等等。有些人很钝感，有些人很善感。不是有那么一首歌吗？"跟着感觉走，紧抓住梦的手"。多不靠谱的人生啊，抓了半天，还是梦的手。而因为一直依赖的感官与感觉都太不稳定，太善变了，所以我们的快乐总是非常短暂，总在跟着感官、感觉的变化而改变，然而越来越多对于刺激的追寻，却让我们经验更深层的空虚。《瑜伽经》说："如果快乐仅仅依赖于我们的心情，它怎么能持久？"

大家总会问：为什么打坐总是胡思乱想，静不下来？其实并不是我们在打坐时静不下来，而是日常我们的心就是这样散乱。因为觉知太浅，心又害怕寂寞，总急于去依附些什么，所以根本没有体察到自己的念头原来如此不停歇。

我们的一生，如果不去控制感官，就跟着感觉走，是无法触及持久的宁静与喜悦的。要想获得专注的能力，需要控制向外投射与抓取的感官，把一直随感官向外放逸的能量收摄回来，转而向内，才可能产生内观的觉知，进而做好更多内在的建设。《瑜伽经》说："当心脱离感知对象，感官也会脱离各自的对象，因此便被说成是仿效人心。这就是摄心。于是达到了对感官的完全控制。"

第六、七、八支，是专注、冥想、三摩地（三昧）。《瑜伽经》讲："专注是把心集中在身体的灵性意识中枢内，或体内、体外的某种神圣形式上。冥想是流向专注对象的连续的意识流。在冥想中，对象的真实本性放出光芒，不再受感知者的心的扭曲，这就是三昧。专注、冥想和三昧合在一起就是专念（总制）。通过掌握专念，可获得知识之光。"

"专注"和"冥想"就是运用一些办法，比如通过观察呼吸或观想一个特定对象，让心专注回当下。瑜伽大师艾扬格先生这么解释"专注"与"冥想"的不同："专注是对一个点的关注，冥想是对整个面的关注。"

佛教、道教和瑜伽有不同的冥想打坐方法，各门派的方法都以强身健体为基础，修身养性为深入，但在根本目的上有所差别。而瑜伽的目标是达到"三摩地"之解脱境界。《瑜伽经》说："这种掌握必须循序渐进。这三支比前五支对体验有更直接的帮助。"

三摩地，即解脱。至于"三摩地"到底是个什么呢？《瑜伽经》这样解释："当所有精神涣散得以消除并且心注一处时，便进入三昧状态。在这种状态中，心就超越了在粗糙物质层、细微物质层和感官中产生的三种变化：形式变化、时间变化和状态变化。"所以不要把"三摩地"神秘化。如果我们通过修行，每一天都在减少烦恼和迷惑，减少对人与事二元地看待，不被情绪念头牵着走，而是能做心的主人，则每一天都会体会到三摩地。

我们的人生不过迷与觉，日复一日的修行目的，便是转迷为觉。《大势至菩萨念佛圆通章》中讲："都摄六根，净念相继，得三摩地，斯为第一。"三摩地，即是安心。瑜伽八支分法就是安心之道。三摩地不是一个结果，同样在过程中，在每一天每一件事上的修行中见功夫。

瑜伽八支分法是生命自我实现的方法论，从身体到心灵，再到生命本质的修炼与追溯。当瑜伽修炼的程度越来越细微时，人外在的表现当然是能看得出变化的，越来越自在，做事情也越来越专注，效率也高了。越来越懂得热爱，人就不会越来越无能，而会越来越无为，无为而治，心得自在。

生命是条无止境的修习之路，我们每个阶段都在超越自己，而不是别人。这种超越会得到生命归零的信心与喜悦，更想去努力、去分享、去热爱。人的目标会发生变化，不为功成名就而做事，是为心安而做事。

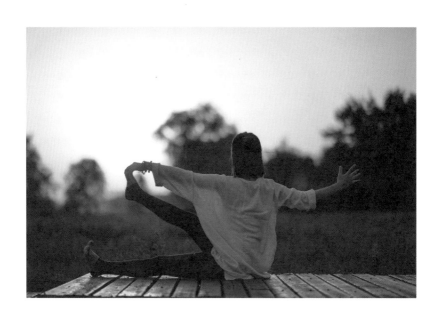

瑜伽练习的三个阶段

我总用十二个字来归纳瑜伽修行的三个阶段——强身健体、修身养性、安身立命。这三个阶段虽然对于每个个体的不同阶段会有不同的侧重，但并不一定是次第出现的，其实最终是整合为一的同步过程。这三个阶段也涵盖了我们对身体、生命、生活的理解和实践。这三个阶段当然也不是死板的定律和标准，而是依照每个人的现状和理解成就其当下的瑜伽。

强身健体

瑜伽在身体锻炼层面的作用是强身健体。这阶段的练习者，更关注身体的强健和苗条，这是好的开始，因为我们都是受身体能量的支配，以身转心的，所以我们需要日复一日地尽量保证身体的能量平衡，以此作用于心态的轻盈健康，为生活和工作打好身心健康的基础。

我们都需要一个原因来开始一件事情。只要通过努力，都会有比较明显的健身收效。瑜伽相较于一般体育方式来说，最初就是和呼吸紧密相关的，身体的每一个舒展都和气关联。这样，即使是不自觉的、对瑜伽不了解的习练者，跟着专业老师的引导习练一段时间，也会自然感受到一份内在的轻安，达到粗糙物质层面的专注。即使是这种专注，也会明显带来我们生活效率和工作效率的提升和精力的充沛。

在健康养生的层面，瑜伽的标准当然不是骨瘦如柴，而是气血平衡。通过瑜伽体式与冥想的练习，可以平衡气血，促进新陈代谢，使精气神饱满，面色红润，身姿优雅健壮。

修身养性

当我们渴望在瑜伽垫上静静地和自己相处时，就有了一个清晰的比较：当身心轻盈的时候，情绪也会更轻松喜悦，我们面对事情也会更沉着冷静；当身心怠惰昏沉的时候，情绪也会消沉忧郁，我们面对事情也会消极逃避。所以瑜伽不只是简单的健身，更是情绪的梳理、心的放松和对自我状态以及周边人和事物的敏锐觉察和调柔。

通过慢慢的由外而内的练习和影响，我们更加有了信心。因为我们每个人都有需要解决和调整的身心问题或困扰，这些并不是坏事，正是帮助我们反观自己、省思自己日常生活方式和处事方式的机会。

瑜伽帮助我们，借由需要付出努力和坚持的身体舒展、静心冥想练习，找回那颗放松的、朴素的心，那个每个人都渴望的、温柔的、温暖的、本然的样子。当我们在瑜伽的修炼中，慢慢地通过努力扭过头来看见自己，那颗简单的、知足的心，其实一直在那儿，安静的，不离不弃。

在情绪管理层面，瑜伽的标准是心态平和。通过内外联结的练习，可以宁静专注、情绪稳定，减少身体的消耗，进而促进社会和家庭关系的和谐。

安身立命

在心灵成长层面，瑜伽的标准是安身立命。通过把瑜伽练习培养的专注与觉知落回日常，把瑜伽智慧作用于我们每一天的生活。做一个身体美丽健康、精神优雅丰富且可平静履行社会职责的人。

我们会发现，即使我们身体比从前好了，精力比从前旺盛了，身材比从前性感，但是，如果我们只关注外在和练习中"力"的付出与重建，却没有在关键的时期提起对感官的收摄、对欲望的控制、对行为的约束，消耗也会跟着增加，欲望也会跟着增长。身体越好，却越服务于我们的欲望，于是带来更深的寂寞、烦恼与不满足。我们一切的努力，终将服务了我们的欲望，变成了苦的轮回。所以，当我们认知到这一点时，需要付出努力，扭转练习的动机，向更深入的层面开始"修为"。

然而我们并不需要放弃什么，不需要与世无争，我们只需要让自己的心慢下来，不至于太粗糙。细腻起来，会更知道自己需要的是什么，还有我们到底要多少就够了，而不是无止境地想要，无止境地想更好。然后，享受这一切的过程，慢慢地追求，慢慢地获得，慢慢地享受，慢慢地给予，慢慢地分享。我们会发现：当把追求来的分享出去，才会有最富有的生命体验。

五

从手指，
回到掌中

合一的意义

在《多主语的亚洲：杉浦康平设计的语言》一书中，设计师杉浦康平先生谈到，不讲求"分割事物式"的分类和异他性，而是强调致力于"使事物合拢""合一"的方向。杉浦康平先生引述了日本思想家、禅者铃木大拙的一篇好文：

西方式的认知和感受方式，若以手作比，好比五指中的一指独立，相对其他四个手指主张权利。小指是小指，拇指是拇指。所以小指承担作为小指的责任，拇指承担作为拇指的责任，恪守道德……东方相反，要抓住那个手的整体，五个手指联结的或五指伸出处，即手掌或谓整个手。

东方人认为抓住根本，五指就活了。所以也可以说小指是拇指，拇指是食指。西方把重心放在五指的每一个上，而东方则在连接手指的手掌发现意义，超越各手指涵括的宇宙性区别。真正的总体无边无涯，那里弥漫着永恒的时间，所以这个拳头可以说是在天壤无穷之间施展，于是，一个手指也能囊括宇宙。

杉浦康平先生说，我们别只张开手分辨，还要握成一个拳，既超越异他性，也关注每一个手指。将七零八落的东西拼合而成圆融无碍的一体，即回到新生儿的状态。

每一个修行方法，从学习、熟悉，到上道，最快也需要五至十年的寂静修行，才能体会从"练操"到"练功"的提升，从复杂中慢慢体味到简单，在简单的一生里领会不简单。就如《太极拳谱》里说："由招熟而渐至懂劲，由懂劲而阶及神明。"招式技巧需要日复一日的熟悉，而只有耐得住寂寞地琢磨练功，才能渐渐去掉拙力，体味阴阳平衡全在巧劲，全在那个动作之间无执的妙趣。

在学修瑜伽、太极与禅修的近二十年里，我并没有在形式上急于把它们结合在一起，毕竟各自的道法不同，老老实实按照师父的传承教授去做，在解决自身问题的过程中，慢慢领悟其间的通融。而今每天的练功，虽然技法上看似是老手，可是心法上却有一种天天是新手的感觉。越练下去，越是感恩。

修行切忌以游山玩水之心丈量里程，只为增添沿途风景的履历；而要一条路反复走、来回走，一年四季、一生一世，全在寸步下磨合领会。突破圈子和维度跨界学习与思考，要从专业细节入手，一门深入。涉猎上是杂家，专业上是专家，才不至于让五花八门搞得自己一头雾水，也不至于执着自己、钻牛角尖。

不同门派的招式花样虽不同，但只有深入一门，才能一通百通。刚开始都是新鲜的、复杂的，等练到平凡、平常时，复杂的都变得简单了，遥远的都近在眼前了。瑜伽，太极，禅修，冥想，便是一个手掌的不同手指，回到掌心，圆融合一。

瑜伽与太极

2000年，由于身心压力和亚健康状态，我开始练习瑜伽，并伴随阅读瑜伽经典、佛学智慧和心灵成长的书籍，寻找那些关于生命意义的疑问，渐渐了解瑜伽是以灵性提升为根本的身心训练方法，讲求知行并重。

可是在瑜伽练习几年后，我的瓶颈期出现了，自己总在注重体式的强度和难度，盲目跟随学习哈达瑜伽各流派，每每练一段时间就会觉得乏味，然后去尝试更新的练法，而没有耐住性子在动作的重复和深度中揣摩用功，也没有寻找到可以在这些细微之间点拨左右的老师。那段时间发现自己虽然严格自律，但每天练习完总是疲惫茫然的，没有内在的温润稳定感，精气神也不够用。

2009年，我带着这些疑问，跟随孙连城老师学习吴式太极，至少用了三年的时间，从站在那瑟瑟发抖、满头大汗地打完一套拳，到脚下有根、全身温热。我忽然间体悟，大地不再是双脚的对抗面，而是气与能量的延伸处，双脚向大地的深处扎根，才有了气沉向脚底的觉受；双手可以发之于腰，长向天空，手指尖体验到如书写时毛笔尖"棉里裹铁"的柔软与韧劲。

在太极里，我忽然领悟了瑜伽的"山式""树式""风吹树式""三角式""战士式"等站立体式的根基、核心与延展过程。那种内在的活性与稳定，绝对不是像我从前练习的那样，靠外在形体的线性拉伸和某些肌肉的上提收紧就能够做到的，而是靠"根在脚，走于腿，主宰于腰，形于手指"的自然生发和疏导。这个过程重要的就是内在空间的疏通与净化，这才可能让气血能量得以流动，促进新陈代谢，提升精气神。太极练习也让我明白"气沉丹田"不是说到就可以做到的，是需要内外的中正，才能慢慢体验的。

在太极里，我渐渐把身体从拙力的过度拉伸使用，调和到中正圆活。内在能量稳定多了，不会在练习时自己和自己打架，一身拙力。无论瑜伽还是太极，动作都需要用巧劲达成；动作是生发的，而不是摆放的；是活的，而不是死的。每个动作和每个动作之间，从前是一个一个攻克的；现在是承上启下的，联结的。那联结处的转化、那"之间"的体悟，这不就是瑜伽哲学强调的"整合""联结"的意义吗？

起初几年，我练瑜伽就是练瑜伽，打太极就是打太极，每天基本要把两件事平衡对待和分配时间，没有得到内在领悟时，也不敢做形式上的组合。太极"架子"的不断练习，改变了我对瑜伽"体式"的认知。通过三五年打太极下来，我反思自己过去的瑜伽体式，还是太过于在粗层肌肉骨骼动作的练习和难度的挑战上努力，没有回到发力的核心与力的流动转化上去辩证观察和揣摩，就是注重了铃木大拙先生说的"手指"，而忘了回归"掌心"。

无论瑜伽还是太极，懂阴阳后，才能开始真正地练功，这时自己的心里是明确的，不会再迷茫摇摆。太极与瑜伽，形式上虽是"食指"与"拇指"的关系，而根本上都回到"掌心"，领悟阴阳的根本。由有极，归无极。由有法，归无为。抓住根本，"食指"即"拇指"。

我们不一定把二者做形式上的结合，瑜伽练习者更不一定非要再去学一套太极，因为起初都是在学招式上花时间。而能不能进入"懂劲"的阶段，需要遇见好老师，口传心授。这是东方功夫的特点。当然，如果机缘来了遇见好老师，一定要抓住机会。

当传统的吴式太极架子把我由于过度用力带来的僵紧再次打开、把气慢慢蓄养和沉积下来的时候，太极老师的拳友几年后在树林里再见到我的时候说："你这徒弟这几年让你调教得脑门都亮了。"我自身当然是有感觉的，走路轻灵，脚下有根，忽然间，沉的沉，轻的轻，心就在这之间，体会到宽阔。《太极拳谱》说："懂劲后，愈练愈精，默识揣摩，渐至从心所欲。"

并不是有所领悟了，就不知天高地厚了，而是不迷茫纠结了，每天更脚踏实地就是了。心里有了定力，就不容易受到外在形式和环境的变化而摇摆迷惑了，这时候就更加理解修行是日复一日的重复与努力，好像一切才刚刚开始。

这时候，我就会自然地把太极与瑜伽融通。回到瑜伽体式练习中，原来阴阳平衡不是哲学思辨上的概念，也不是最终的目标，而是每个动作当下可以经验和练就的，是一切变化中的能量守恒。虚中有实，实中有虚；动中有静，静中有动。通过每个过程内在如抽丝一样地去往还来，我体会到相比起过去直来直去地做动作，曲中求直才是捷径，才能轻灵圆活。瑜伽真的成了过程的练习，而不是结果动作的完成；那个结果动作的定格，是为了让我们模仿它生长的路径，并领悟其间的专注与放松。

这也是我后来创立禅心瑜伽体式套路的哲学缘起，希望可以分享和教授瑜伽里那些被我们忽略的"之间"，如何去编排前后动作的阴阳、正反关系，如何经验每个承上启下之间的阴阳虚实，而不仅仅是说"阴阳"。通过"之间"，体验到瑜伽当下喜乐与稳定的状态。

哈达与阴阳

哈达瑜伽是出现较晚的流派，受到密教怛特罗瑜伽的影响，认为事物都有其存在的两面性与二元性，而只有将两面性圆融合一，不执着于一边，才可以从苦中解脱。身体是灵性居住的庙宇，通过修炼身体内在阴阳能量的平衡合一，才能使肉体圣化，而达到"梵我合一"的目的，使身心灵达到统一。

其体式动作都是效仿自然的，讲求活性与寻找生存本身的平衡性，是最初的修炼者通过对自然生物的观察与人类身体气脉运行的规律摸索（比如猫伸展式、下犬式、树式、山式等）或者神性的效仿膜拜（比如战士式、神猴哈努曼式、圣哲玛里琪式等），反复修炼而达到灵性的提升与现世的解脱。

最初哈达瑜伽仅仅是瑜伽里的一个边缘流派，从20世纪90年代至今，哈达瑜伽开始成为世界主流的方式，甚至很多人认为瑜伽就等同于体式动作，这是哈达瑜伽在西方受欢迎而现代社会都比较受西方流行文化影响的缘故。我们现在所接触到的所有和体式动作练习相关的流派都属于哈达瑜伽的发展支派，比如阿斯汤加瑜伽、艾扬格瑜伽、阴瑜伽、流瑜伽、高温瑜伽等等。

《哈达瑜伽之光》说："由于哈达瑜伽的起首部分是体位，所以首先描述体位。体位练习可以使肢体平衡、健康和柔软。体位可以从两方面加以定义，身体的以及超越身体的：（1）身体效果，涉及身体的柔软与力量；（2）心理效果，体位的精神效果很重要，心理稳定以及愉悦是体位练习效果中最重要的两个方面；（3）治疗效果，体位将带来健康，消除疾病。"

所以虽然看似我们是在练身体，然而最有效和深入的练习，便是了解瑜伽身心合一的意义，知行并重。

就这样，我开始在每个瑜伽体式的生发中体悟与教授禅心瑜伽，开始更注重引导学生体式生长的过程，而非那个结果；注重外在动作与内在气血的相互作用与疏导；注重前后、左右、表里的观照对接。果然收效显著！不论是自己，还是学生，在瑜伽练习后，都能明显感受到身体的舒适安和，呼吸绵密缓慢，情绪稳定放松，脸上泛着红润的光泽。她们练完功坐在那儿，表情里是心跟着一起坐下来的享受与安住。这是气血得以在练习中调整平和，内外中正安舒的自然体现，她们说一套禅心瑜伽下来才是真正的美容呢，由内而外地好看，带着透亮和专注，投入工作与生活。瑜伽，等同于优雅。

生命成长的体验和内在的探索之路，每个人都有自己的机缘，我总结看来有三点比较重要：

第一，努力最为重要。懒惰是绝对要克服的，日复一日地重复，才可从量变到质变。

第二，耐心难能可贵。问题和蜕变是一体两面，勇敢地翻转它。别害怕问题，精彩就在问题出现的地方。

第三，需要有明师指导。遇见明师，明智之师，不一定是"名师"。首先准备好自己的心，真正的老师总是先来撕裂我们的自我的。

经验生命的寂静与精彩，全在阴阳动静的变化中历练平衡。体验风口浪尖处的宁静，我们准备好了吗？

进入瑜伽练习的深度

瑜伽体式里，并没有难易的较量
只有练习深度的差异
只是一个站立，其实也很难
收紧这里、那里，并不是最难的
难的，却是放松
全然地放松在体式里，不较劲地
才能渐渐领略每个体式真正的隐喻

瑜伽课上，我总和大家分享
我们并不是在摆一个最终的动作
而是在注重这个动作形成的过程
我喜欢用一个词——生长
关注这个体式是怎么从我们的身体里生长出去的
从哪里开始生长？到哪里才是终点？

"发之于腰，行之于手脚。"
即使是一个简单的打开胸廓的动作
它的出发点在哪里？
难道只是向后掰掰我们的肩膀吗？
难道只是向前挺挺我们的胸脯吗？
还是从我们腰腹的微收，就已经蓄势待发了
真正的伸展

是我们的身体内外都充满了空间
让我们感受到广博
和体式深层的含义相遇
敞开，包容

如果最终，我们还在考虑：
哪个肌肉应该搭在哪个肌肉上边？
哪个骨头叫什么？应该放哪儿？
这只是粗层的身的练习方法
却不能进入精微身

安静下来，不要那么迫切
听一听：你哪里有不舒服？
哪里变得紧张？
把头脑和身体的捆绑松开
把那个非要如何的情绪松开
让能量层，流动起来
让智慧层，就地醒来

哪怕这个体式重新再来
慢慢地，去发现
我们是怎么从静止开始动态？
从核心开始，顺位延展
初步生长出，一个体式的雏形

通过呼吸的调整，完善这个体式
通过保持，去深入体式内在的空间
慢慢地，感受到喜悦、宁静、放松
生出喜悦的花朵

这是瑜伽里由浅入深的过程
每个练习者都在经历这样的过程
如果我们可以接受一朵花儿
发芽，生长，开花，绽放……
请接受我们的体式，我们的生命
也如实地经历这样的过程

这是生长的意义
体式的隐喻

瑜伽与佛教

经常有学生问我：瑜伽是宗教吗？瑜伽和佛教有什么关系？这也是我自己在学修瑜伽和佛教智慧的过程中一直思考和审视的。

虽然这些问题看起来是哲学的，好像离我们的生活很远，但哪种形而上的哲学精神不需要在生活的土壤里做形而下的落地扎根呢？生活里的哪种烦恼与苦不需要哲学来做跳板，让纠缠其间的心可以一跃而起看见全貌呢？

在练习瑜伽的过程中，哲学的学习与思考，会帮助我们更清楚，也更清醒。不是为了瑜伽的瑜伽，而是超越瑜伽的瑜伽。从大处着眼，从细处着手，终归是个学习和落实的好办法。

瑜伽之诗

瑜伽与佛教都产生于印度，瑜伽产生于五千年前，佛教产生于两千五百年前。瑜伽是印度的"血液"，随着"Yuj"这个梵文词根在印度最古老的文献经典《吠陀经》里出现，"瑜伽"的种子和基本义就有了，即"自我约束和自律"。"吠陀"本就是智慧的意思，《吠陀经》是印度一切宗教、文化、哲学的基础。《吠陀经》也叫《天启经》，它经过一千多年的逐步完善，似乎是上天给予印度的礼物。《吠陀经》也是印度最高种姓婆罗门的经典。我在禅心瑜伽课堂上总和学生们阅读《吠陀经》的片段诗文，那里有最美的文学，每一段文字里都蕴藏着不二的智慧与反问。我时常想，每一个追求自由解放的现代诗人，如果读了《吠陀经》，真的会回到那些隐喻的起点和自由的最初吧。

随着另一部古印度哲学经典《奥义书》出现，瑜伽被解释为"从苦中解脱的修炼办法"。瑜伽的目的是"梵我合一"。"奥义"一词其实也很浪漫："坐近圣者以聆听宇宙玄妙的哲学。"即使今天我们去印度，也似乎能看到三四千年前古老印度的神性氛围。印度似乎就是一个从神而来、示现神迹的国度，又在用一生探索回归神的路途。

想想看，从这样的经典而来，从这样的国度出发，瑜伽怎么可能仅仅是现代社会理解的瑜伽体式呢？可以说瑜伽的举手投足，都与我们内在的神性探索相关；而我们每一步对内在神性的再发现，都会成为个人、家庭、社会文明真正进步的启发。一切仅仅落于外在的探索与征服，终归是一场耗散之途。我们在活着或死前，总会问自己一句："我是谁？"

释迦牟尼与帕坦伽利

最早的主流瑜伽流派是业瑜伽（行为瑜伽）与智慧瑜伽，以及稍晚些随着《薄伽梵歌》出现的奉爱瑜伽。到了公元前300年，王瑜伽出现，瑜伽圣哲帕坦伽利创作了《瑜伽经》，第一次将瑜伽做了系统化的科学陈述，并指明瑜伽的目标意义和瑜伽修行的具体方法"瑜伽八支分法"。过去一切对"神性"人格化的描述和皈依，在《瑜伽经》里都被帕坦伽利更加科学化和简化地表述为"人心的调伏"，所以其中没有人格化的神，去除了瑜伽的宗教色彩，在开篇就很清楚地说明瑜伽的目的，"调伏心的意识波动"。帕坦伽利指出瑜伽修行的目标是通过戒律、精进、坐法、呼吸法和感官收摄、专注、冥想的训练，而达到三摩地。而三摩地也就是佛教所说的"入定"，即定力的修持。

佛教是无神论的，产生于两千五百年前，创始人释迦牟尼，原名悉达多，是生活在公元前五六百年印度中部一个小国毗罗卫城的王子，比帕坦伽利要早三百年。悉达多王子为了寻找"我是谁"和"众生从苦中解脱的究竟办法"的答案出家求道，一路寻找和追随各个导师学习各种哲学典籍并勇猛修行，也练习过瑜伽并修行禅定冥想，后来苦修多年，虽然都达到了最高成就，但他发现那都不能彻底解决苦的问题。而后在菩提树下（今印度的菩提伽耶大觉寺）打坐四十九天，了悟佛性，大彻大悟，成就了无上正等正觉。也可以说，佛陀的修行证悟，就是根基于瑜伽，却超越了瑜伽的。

谁都可以禅修

帕坦伽利著述《瑜伽经》时，比佛陀晚约三百年。瑜伽八支分法的第一戒律（不伤害、不说谎、不偷盗、不纵欲、不贪婪），和佛教的五戒（不杀生、不偷盗、不邪淫、不妄语、不饮酒）基本是一致的。帕坦伽利对瑜伽哲学的阐释和修禅定的方法，受到了佛教的影响；佛陀也把瑜伽作为佛教修行的手段之一。今天尤其在藏传佛教中，就有完整的佛教瑜伽修行系统，并需得到上师的口传心授，目的是帮助修行者打通气脉明点，而为修行大圆满打好身体的基础。

我们对生命灵性的探索和修行过程，可以用三个字概括：戒、定、慧。由戒生定，由定生慧。不做自我约束，是没有办法专注下来修定力的；没有定力，就不可能有智慧。禅修打坐是瑜伽和佛教中重要的修行手段。只是瑜伽更强调"冥想"，尤其现代印度对于冥想的教授，也更侧重对神性和自然能量的冥想与联结，这也和印度的根本哲学典籍《吠陀经》《奥义书》，以及主流信仰的印度教有关。

佛教的禅修打坐，更侧重于定力的训练和慧力的启用，不仅仅是修定的自利，还需要在利他中训练智慧与平等心，进而更根本地完善自我、觉悟自省，这也是大乘佛教的核心。无论怎样，修心的道路是每个人或早或晚都要触碰的，因为我们都想解决不同生命阶段、不同层面的烦恼与苦，而不同的身心修行方法也是从自律开始，修为定力，提升智慧，再回归生活本职本色，利益众生。

佛会惩罚我吗？

佛教不是迷信，佛教是佛陀的教育，是关乎每个人本真的慈悲与智慧的开启。如果通过阅读一些书籍，听一些师父的开示讲课，去了解佛教智慧（尤其内心有疑问苦恼的时候更是特别好的学习契机），这时的听闻可能会"对症下药"地解决我们的困扰与苦，从而让我们建立起对佛教智慧的认知和信心。如果我们能把其中的道理好好领会一下，在下次处理事情的时候，转念想想，调整一下自己的心态和行事办法，那就更好啦！

因为不管我们看多少佛教的经典书籍，练习多少瑜伽方法，如果不是在对自己的问题下手，不是在面对和解决自己的执着、傲慢、嗔恨，而是拿这些道理去衡量他人、要求他人，或是把信仰和修行当成一件装饰的衣衫，那基本上是没用的。反而会让我们带着更强的分辨心去看人待事，那真是很麻烦！

从苦中解脱，是瑜伽与佛教的共同目标。最重要的是我们真的想了解自己的心性，真的想解决自己的问题，真的想静下心来，真的想让身边的亲人朋友甚至更多的人能因为我们的存在，哪怕有一点点好的影响和利益。我想这是我们练瑜伽、学佛的一个最好动机。

"佛"的意思就是"觉"，"佛陀"就是觉悟的人。如果基于以上了解建立起佛教的正知见，在家里摆个佛像或菩萨像，我们首先要知道我们为什么要摆这样一尊佛像，因为他是我们的老师、我们的提醒，让我们按照佛的觉悟去生活，而不是带着烦恼和迷惑生活，修正自己，把身心连接起来，活在当下。有这样的知见，如果在家里摆佛像，我们也会自然把佛像摆在自己觉得最适合的干净的地方，因为心里已经有尊敬和明白了，还会怕摆错方位了佛或菩萨会来惩罚你吗？佛或菩萨从来不会惩罚我们，都是我们自己在惩罚自己。

瑜伽并非宗教

当然，瑜伽并不是宗教的，它是科学的、有次第的灵性修持办法，它多元且包容。佛教也不是迷信的。练习瑜伽和信仰佛教并不一定要联系起来，它们只是存在生命探索的内在共性。有信仰或是没有信仰，是每个人的自由，每个人的缘分。

当我们练习瑜伽一段时间后，身心自然会有变化，我们的心可能自然会对生命的存在有更深的追问，这时我们通过阅读《瑜伽经》或佛教书籍，会更能把习练深入下去。从这里开始，瑜伽已经不仅是停留在身体粗层的活动了，而是更深入一层，作用于我们的情绪，作用于我们的心灵，甚至作用于我们整个的生命。所以说"瑜伽是身心灵的修炼"。这时，我们已然从瑜伽练习者进化为瑜伽修行者了。

学习佛教智慧，会帮助我们在瑜伽习练的基础上，了知更广阔的慈悲与智慧，体验无论何时何地都无障碍、无盲区的自在生活。所以，这场修炼，从没有终点。愿慈悲与智慧，开启我们。

禅修与冥想

禅的来历

当人们问一个禅匠："禅是什么？"他当即回答："平常心。"何等简明而又切中要害！禅与所有的宗派品质没有交涉。基督教徒可以和佛教徒携起手来进行禅修。这同大小鱼类一起心满意足地住在同一大海中完全相同。

——［日本］铃木大拙

公元六世纪，菩提达摩把禅从印度带来中国，被称为禅宗初祖，禅宗也成为中国佛教五个支派之一，后来发展到日本以及西方世界，现在禅修在全世界流行。由于禅的精神自由善巧，在传播过程中越来越成为一门觉性科学，实践于世界各大学府以及企业中，更受到文艺人群和年轻白领的喜爱。禅修更加生活化，无论有无宗教信仰，都可以把禅修作为日常修心的方法。

冥想的来历

"冥想"一词，起源于印度，是印度教与瑜伽的重要修行方法，目的是通过修行专注而入定，达到从苦中解脱的目的。原本印度的冥想更强调把身心灵专注在与神连接、与宇宙的原始动力连接上，所以，相比"禅修"而言，冥想似乎更注重想象一个超出日常的神性存在。

冥想一直是瑜伽中非常重要的修行方法，瑜伽在五千年前产生，在智瑜伽和王瑜伽中，冥想都是主要的修行办法，以达到"从苦中解脱""梵我合一"的目的。瑜伽五大流派中，王瑜伽（胜王瑜伽）被视为有王者般地位的崇高的修行方式，非常重视通过冥想而达到三昧；王瑜伽更是贵族修行之道，是普通老百姓接触不到的修法。即使是现在流行的哈达瑜伽体位法，也是为冥想服务的。然而随着西方对冥想与瑜伽的传播，"冥想"一词渐渐告别它的神性色彩，而等同于"正念禅修"，是一门管理情绪、练习专注、回到生活本身的修心方法。所以，虽哲学渊源不同，在现代社会"冥想"与"禅修"基本是等同的用法，英文都叫作"meditation"。

但日本禅师铃木大拙在《禅与生活》中描述了禅与冥想的不同之处：禅通过锻炼心本身、明见心的本来性质，使心成为自身真正的主人。只有彻悟自己心灵的真本性，才是禅佛教的根本目的。因此，禅是所谓的冥想以上的事物。禅训练的目的，是使灵眼洞开，洞察存在之理由本身。

如果要冥想，无论如何也要把自己的思想集中在某些东西上，如神的存在性、神的无限爱、存在的无常等，而这正是禅所要避免的。如果说禅有所强调，那它所强调的就是自由。所谓的冥想，存在着人为安置的某物，不属于心的本源效应。空中飞的鸟冥想什么了？水中游的鱼冥想什么了？

如果说有所谓禅中所提倡的冥想，这只不过是教导人们：按照万事万物的本来面目去把握吧！看清楚，雪是白的，乌鸦是黑的。

冥想到底想什么？

刚接触的伙伴都会问"为什么冥想""冥想到底想什么"的问题。我的太极老师和我们说过：何为"想"？"想"，上面一个"相"，下面一个"心"。"相"，是外形架子，是个形式，就如同瑜伽体式、书画、爬山、茶会等形式。"心"，是意识、念头，就好比我们在这一切活动里投入的想法和心绪。所以老师说：起初，有相有心，借相生心；后来，无相无心，无所住而生其心。这是个在生活里实践和反思的过程，我们都在第一个阶段上努力，在具体事情上思考，借事炼心。

通过"冥想"这个形式，我们好像比平常多了"观察"。这份观察的心太可贵了，是一个中立态度，一面镜子，是通过事去看自己的过程。我们只要心里有了这份观察，觉察着自己眼下正在干什么、想什么、为什么感动和快乐、为什么烦躁和疲惫、为什么感到羞涩或自豪……只要我们开始觉察自己了，就是静心的开始。这无关每个行为的对错，行为本身没对错，一切都是相对的。我们是在观察行为背后我们的习性。这是我们要"观"的，如果开始了这份对自我的觉察，生活中处处是禅修。

安静，并不是一个外相的形式，我们憋在那不说话不理人，心里却心猿意马，这不是静；我们吃素不吃肉，心里却馋得要紧，这不是静。反过来呢，我们不吭声，不吃肉，一切都按计划安排去行动，这就是"静"吗？我看也未必。其实静不静，我们自己心里最知道，这就是"观"——对自我的觉察。观察我的心是不是在当下我正在做的事上——我们尽情地舒展，心专注在身体和气息上，我们是静的；我们在写书法，心在笔墨上，我们是静的；我们在吃肉吃菜，心在品味着此刻的咀嚼，我们是静的。

从2000年开始练习瑜伽起，我就体验了一些冥想方式，比如烛光冥想、曼陀罗冥想、调息冥想，但都不是一条笃定的道路，里面有太多疑惑和不明。就像现在很多禅修的朋友问我的一样——为什么一冥想就容易看见光啊？为什么冥想时身体会晃啊？为什么打坐会害怕呀？我都经历过这些觉受上的疑惑，如果没有老师指导，自己对这些神奇的感受很好奇、很喜欢，于是钻牛角尖，那就比较麻烦了。那真的要修出问题了。

2009年我跟随禅宗临济宗第四十五代传人明一法师学习禅法至今，才慢慢揭开了禅修的神秘面纱，开始以一种笃定而简单的心态，日复一日地老实打坐，并落实生活禅。我也就明白了，对于一个打坐的人来说，如果还停留在追寻感觉的层面上，可以说连门都没入呢；如果对神通特别感兴趣，就更是修偏了。明一法师说得很直白："别想那些虚无缥缈的。修半天，你就看烦恼有没有减少，从一天没烦恼，到一个月没烦恼，到一年没烦恼，能做到吗？做不到。两个字：修吧！"

禅修修什么？

在一次讲座上，有伙伴问师父："禅修到底修什么呢？"明一法师说："禅修是在没有二元对立的基础上，训练你的二元对立。也就是先让你安静下来，比如我讲话时你听不见外面的交通声音，我现在不讲话了，外面的声音就特别清楚。所以禅修是先让你安静下来，这时你的觉知力、灵敏度越来越好。但你要有不二的基础，也就是别判断好坏对错，别去跟随分别。"

禅修训练使我们的觉知力越来越强，专注力越来越细腻，这样分辨能力就越来越强了，但如果分别心很重的话，也就是老想判断个对错好坏，老想往结果上追问，不就更苦了吗？所以禅修是在提高我们分辨能力的同时，磨掉我们的分别心。一边训练我们要精准，一边训练我们要糊涂，只有这样，才能烦恼少啊，不然凡事都要争个你高我低，对错分明，那不是越修越苦了吗？

禅，无关好坏。禅是一种合一的状态。气行合一，心神合一。那既然不关对错好坏，没有哪里是不好的，为什么我们会在这个想的过程中反省和自责呢？因为我们好像觉察到，心里好像有点不舒服了。行为在做，心却跑了，并没在眼下的事上；或者心里想着不这样做，但还是做了，想法和做法并不统一。所以，我们经常觉察到虽然表面上正在安静地坐着，心里却乱得很，身心没有合一；有时候我们特别享受和沉浸在眼前的事里，身心合一了。所以慢慢地我们发现，快乐原来在身心的合一处。

因为我们看到了自己经常是身心不合一，看到自己怎么老是想一套做一套；看到自己面对事情的第一反应总是自私和自我的情绪，但其实这并不能给我们多透彻的快乐；我们总是把快乐建立在外部事物对欲望的刺激上，而不是在自己的脚下。我们想要真正的快乐、因为这种快乐而来的淡然和勇气，以及面对生活种种事物时心态上的平和。

我们开始觉得原来需要改变的永远不是外部事物或他人，而是自己的心态。所以我们想要自律和自制，而这种自律和自制并不是为了表现给别人看的，也不是为了改变我在别人眼里的形象，更不是为了要获得一个什么外来的荣誉和表扬；而只是为了更深的自在和自由，那是冷暖自知的舒服。

当然，禅修的过程永无止境，直到死去。想起佩玛·丘卓的话："我们并没有为此而得到什么，却因为这场追逐而长大了。"在过往的日子里，我们的烦恼和习气总是容易冒出来，而当我们慢慢地开始有了觉察，就会开始懂得包容、接受和稍稍地控制。而后，我们心里的舒服会比没有自制任由习气去做事来得更舒服。渐渐地，渐渐地，无挂无碍，静在其中。事，无非还是那些事。心，却在事里，淡然从容了。

打坐垫上的禅修形式结束时，更是一场真正禅修的开始。所有的禅修，都要回到生活里，都是为了更好地生活，更好地去爱家人、朋友、伙伴和同事，更开朗平和地面对困难和压力，更清明地面对自己的烦恼习气，自觉自省，静在行中。孔子讲"吾日三省吾身"，反省自己绝不是一件严肃的压抑的事情，而正是一个快乐的轻松的开始。因为真正的快乐在本心处，在面对生活的勇气与淡然中，而自觉自省，就是回归这快乐的道途。

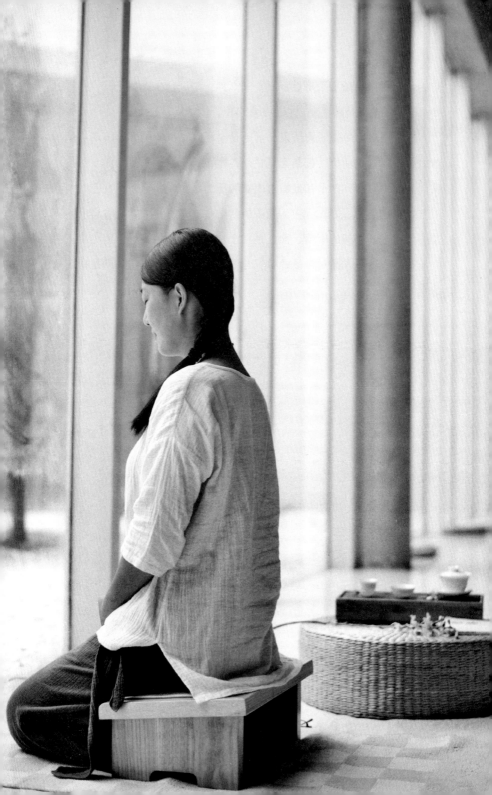

六

冥想，
从缠心
到禅心

禅修不是诗和远方

我们总会看见一些美丽的图片，他们微闭双眼，坐在山边、海边、优雅的寺院道场里，身穿轻薄宽松的棉麻衣服，略带微笑的放松的脸庞，仿佛离开了烦琐的人间，看起来美极了。这些美好的感受，让我们觉得禅修简直太浪漫、太宁静了。于是我们开始期待和计划：某个假日，也要从忙碌中抽身而出，去感受一下禅修。

无论我们到的禅修道场是以清雅的气氛带给我们世外桃源的情怀，还是用心理游戏和舞蹈带给我们异样的感受，或是让我们在每个细节的布置里感觉到禅的别具一格，用音乐和美的导引让我们坐下来冥想片刻，那些感受都缥缈而宁静。可能我们坐了五分钟、十分钟，刚好任由感觉出来，勾画我们之前设想的关于冥想的神秘世界。然后，因为腿麻腿疼，或是美好的感受不见了，我们就松开双腿，下坐了。

我们宁愿选择在静修道场周围的竹林间闲散地走走，看看宁静的院子、晒晒太阳，用手机拍一些精致的角落发发朋友圈，喝喝茶轻轻聊几句，就是不愿意再走进昨天那个无比向往的禅堂。等禅修之旅结束后，我们回来了，可能会和朋友分享："我们进行了一次禅修之旅，感觉到从未有过的感受，太神奇了。我感觉到了光、旋转……"

每个开始禅修的人，似乎都会有类似的感觉。我自己在刚开始尝试的时候也不例外。这时有好的禅修老师的指导，就显得非常重要。不然多半时候我们就这样浅尝辄止了。禅修真的就只变成了曾经的一次精神消费，一次旅行。

在开始打坐时看见光、黑洞，感受到旋转、身体抖动等等，每一次都有伙伴问起明一法师这样的情况，想求得一些肯定。明一法师回答得比较直接："放心吧，你门儿都没入呢。"有的伙伴还会问："师父，我特别担心我这样坐下去，会不会走火入魔呀？"师父又回答："放心吧，就你这水平，魔都看不上你。"

刚开始打坐的人能遇到这样的明师棒喝几句，其实是幸运的，这才可以建立对禅修的正确认知。所以，在刚开始禅修时，找到有禅修经验的明师指导确实很重要。因为我们太想去追逐我们不了解的事物，也太容易因为不了解而受到迷惑。

虽然我们大多是因为有所感觉而开始禅修，然而禅修却不是为了找感觉。

从焦虑到静虑

在字典里，禅的解释为：静虑，静思；也就是安静的思虑。这不难理解，先有安静，才能把问题想周正，更全面地看问题、解决问题，实事求是，也就是常说的"由定生慧"。

然而，和这种"静虑"的禅的状态相反的，恰恰就是我们现代人最容易出现的"焦虑"状态。我们没办法安静下来，也就没办法让自己退后一步，从事情的全面角度去就事论事地看问题，只执着于自己的视角、情绪、偏见来看问题和解决问题，必然会走很多的弯路。于是，因为焦虑，所以更加焦虑。

焦虑的原因

静虑是心平气和的状态；而焦虑便是心浮气躁的状态。它大概表现为以下现象：

第一，神智散乱，很难专注在眼下所做的事上，而是三心二意的，每件事都不能得到保质保量的解决。

第二，慌乱无序，想更快地把事情完成，得到好的结果，让更多人赞许自己的工作与功德，而忽略了做事情的过程本身，也就使其过程变得无序，让心变得慌乱无序。

第三，由于好胜心强，努力认真过度，而让自己压力太大，从而变得紧张焦虑，不能放松；或者由于爱拖沓的习惯，该做的事情总是能拖就拖，放在心里成了挂碍和烦恼。

变缠心为禅心

如何转化这种焦虑，变缠心为禅心呢？如何做自己的主人，不为事情所累，不为情绪所转呢？我常用三个词来概括禅心的状态：专注，有序，放松。

第一，专注眼下的事。尤其不要看不上小事，每一件宏大的计划，都是从点滴做起的。每一个经营大事业的人，一定也绕不开经营好自身的吃喝拉撒和家庭的柴米油盐。"专注"最通俗的解释，就是该干吗干吗，别挑三拣四。另外，就是全然投入。有人说专注做事的人像个傻子，你跟他说话他也反应不过来，其实他是全然投入在眼下事情里。孩子玩耍就是这样，他全然地在玩，听不见你说什么。所以对孩子专注力的保护，就是在他玩耍或读书时，不要总打扰他。这样的孩子长大以后，因为专注力高，也就更容易快乐和满足。

第二，有序地安排计划。与每个人、每件事、每一段生活相遇，必然有它本然的因缘，也就是最佳时机和最佳条件，这便是"缘"。缘，就是条件。所以，总说"随缘"，随的便是这样一种本然的规律。可是这何其难啊！我们总是因为自己的执着和情绪，而让人、事、物随我的心愿而不是随其本身的缘。这自然会导致无序状态和烦恼丛生。练习随顺，便是有序的开始。回到本来的样子，再紧急的事，也有个先来后到的顺序。其实，我们往往是困在"心急"，而不是"事急"里。

第三，放松地应对。沉入事情的过程，再忙碌其实都是享受。而如果太想要好的结果，就会把"想要"变成了压力和执着，不能放松地应对和投入过程中了。我们现代人好像被灌输了太多的成功学理论，都以结果来论胜负，所以就让内心挂碍太多，少了从容。一个农民做完一天的农活、一个民工干完一天的砖瓦活后，实实在在吃一顿晚饭、倒头酣然睡去的样子，其间有股子"全然"在。这也是为什么城市里打工的农民工的脸庞上反而更有阳光的喜悦和憨厚。一天就是一天，脑子里没有事儿。累，是身体的，心不累。

禅修为了什么？

把焦虑变为静虑，把缠心变为禅心，该是我们在生活中最真切的需求。如果修了半天，还是散乱、无序、紧张，那就要审视一下自己的修行心态和方式了。往往是因为我们把修行也当工作和任务了，也就是用了惯常的心态去完成，去盲目地积累修行的数字，我坐了多久，叩了几万个大头，练了几个小时的瑜伽……这样单纯为了结果的修行，反而增加了一层焦虑。

禅修，不是感觉，而是觉知。这样，我们就不断训练自己把关注点从自我扩展到人我，扩展到事本身了。观照自我的身心状态，观照自己和他人的关系，顺随因缘，把散乱转化为专注，把无序转化为有序，把紧张转化为放松，也就从焦虑转变为静虑，从缠心转化为禅心了。

禅虽不是个小事儿，却非要从小事儿做起，这样才能于平淡平凡中知足地活着。

禅修方法与要点

禅坐中我们需要训练把万念归于一念，才能让心念有所归拢，而不是心猿意马。不同门派选用不同的专注方法和工具，比如专注于看一个有形的物质，眼前的一盏蜡烛、一幅画；或者专注于听一种声音、一曲音乐、一句曼陀罗咒语、一段经文；或是专注地观想一个形象，比如印度教徒观想他们信仰的神、佛教徒观想某位菩萨本尊、基督教徒观想上帝耶稣、伊斯兰教徒观想穆罕默德等等；也可以通过观察自己的呼吸达成专注。

这里我们就介绍最简单易行并且通用的一种对呼吸观照的方法——安那般那数息法。无论我们练不练习瑜伽体式，有没有宗教信仰，年纪长幼为何，都可以简单开始，并且一直用这样的方式持续和深入下去。安那般那数息法是释迦牟尼佛教他的儿子罗睺罗的方法。梵语"安那般那"，就是指一呼一吸。

每一天的任何时间都可以冥想禅修，但是以清晨空腹时为佳。因为晨起阳气足，禅修会补给身体阳气，活跃气血，提升身体活力。一天的任何时间，当你觉得疲劳耗神，注意力不能集中了，都可以利用冥想来休养精力，重回专注。每次冥想时间因人而异，如果你是初学者，可以一次保持20—40分钟，一天多次，就会渐渐感受到双腿轻盈，头脑轻松专注；如果是长期的禅修者，可以不断加长打坐时间，进入更深层的功夫训练。

不论任何时间的冥想，都要把双腿盖好，腰部裹好，后背大椎也盖好，别让背部对着窗户，不要直接裸露皮肤，以免着凉受风。可以根据时节与室温调整毛毯厚度。因为坐中气血运行，毛孔是打开的，湿寒通过汗液排出，如果不盖好，很容易进寒气，就会让打坐的影响适得其反。

安那般那数息法以一呼一吸为息。默默从1数到10，然后返回1重新再数。一般情况下，把数数落在呼气上，会容易放松安静，而且会更好地练习放下、放出去的能力，因为容易抓取的习气会让我们特别在意和抓着吸气，反而造成身体内部的紧张感和肿胀感。所以放过吸气，知道就好了，把数数落在呼气上。如果中间分神了，忘了数数，意识到时就重新回来，从1数起。

开始禅坐的时候，用以下六点调试身体。禅坐中如果昏沉散乱、坐姿塌陷了，也可以再用以下六点轻轻扫描自己、提携自己，然后继续回到数息和随息上。

一、腿部坐姿

以单莲花或双莲花坐姿盘坐（初学者可以双腿自然交叉散盘），哪条腿在上都可以，但一坐中最好别换腿。臀部下垫一个禅坐垫或5—10厘米的抱枕，让双膝尽量与胯部平行，会有益于长久盘坐。随着冥想时间加长，髋部会自然打开，双膝也会自然下沉。

二、脊柱腰腹

冥想时脊柱中正，不挺胸，亦不驼背。太挺胸而追求坐直，很难坚持太长时间，也会影响呼吸的深入，关键是气息不能深入会影响气血循环，就不能很好地滋养脏腑。如果太驼背，呼吸又会出现喘相、胸闷，也不容易沉静下来。中正安舒是坐姿的关键。很多初学者因为气不足，坐下来就会有点自然弓背，不必太在意。可以把坐垫调高，以自己感觉能坐得住为

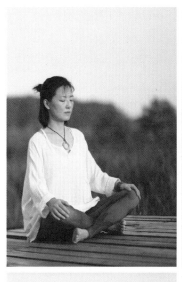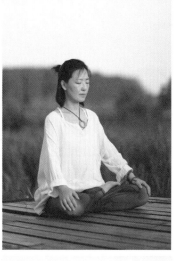

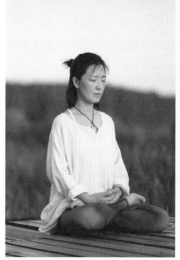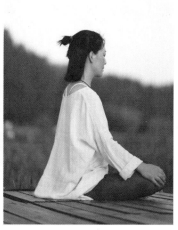

1. 散盘

2. 单盘（单莲花）

3. 双盘（双莲花）

4. 脊柱中正、肩阔自然放松

宜。坐一段时间气足一些，背会自然舒展，所以起初不要因为过于追求背的舒展而耗力。

三、肩膀胸廓

双肩放松，胸廓舒朗，感受到心脏部位的开阔，不要向里窝着，容易憋气。紧张的人容易耸肩，坐中多觉知肩膀，告诉自己放松肩，会感觉到气的下沉，紧张感瞬间消散。

四、双臂双手

双臂成环状自然放松体前，松肩沉肘，手结禅定印，即左手下、右手上，双手相摞，大拇指轻轻相触（不要用力顶起）。结定印容易使气血聚合，帮助意识收摄，心容易安静下来。在身体层面，手结定印可使双臂的三阴三阳经连接起来，使气脉贯通，气血流动，容易让双手在盘坐中很快温暖起来。

五、头部颈部

头部中正，下颚微颔，头顶百会穴向着天空，放松面部，眉心放松，双眼微闭。脸部完全放松，不用在意表情，更不需要故意微笑，放松就好了。

六、呼吸方法

保持自然呼吸方式。你只是做呼吸的观察者，不去控制，也不刻意为之。一切的控制都会带来紧张和气血的不稳定。可以把注意力放在鼻尖下方，这里对呼吸进出的感受最敏锐。感觉呼吸的长度、深度和频率。

我们的呼吸有几种状态：一是喘相，就是呼吸没节奏，上气不接下气。二是风相，就是呼吸急，声音大，节奏不匀称。这两种呼吸都很短浅，我们常人尤其是身体弱、性子急的人基本都是以这两种呼吸为主的。

第三种是气相，这是呼吸比较深入、调和、有节奏的状态，呼吸长度和深度都优于前两种。瑜伽和气功里的一些呼吸法，就是通过有为的训练，把人们喘相、风相的呼吸往气相上调整并体验，这会推动横膈膜的上下活动，使脏腑得到气血滋养，促进新陈代谢，但是如果做得过头了，或没有有经验的老师指导，就会容易导致内分泌紊乱、情绪失调。打坐中的气相，是通过数息法和不断的练习，使身心慢慢平静了，自然而然达成的。实际上我们心平气和的状态，就是呼吸在气相的自然状态。

呼吸的第四种状态，是息相。绵绵密密、若有若无的呼吸，慢而且深入，一呼一吸之间的空间也很绵密松动。这时的呼吸如泉水，温润细腻，无处不在。

息相的呼吸状态，是打坐或练功达到入定的状态自然发生的，听不到自己呼吸的声音，只知道在呼吸、在渗透，这是练习到这个程度的自然体验，是做作不来的。从身体能量层来说，能量趋于平衡，得到了最佳的修复。

禅坐中，当呼吸随着数息的进展，从刚开始的喘相、风相，变成有节奏和稳定的气相，身心渐渐趋于稳定宁静。如果有更加绵密的息相时，就不需要数了，只要随息就好了。吸气你知道，呼气你知道，呼与吸之间也没有前三种那样明确的转折了，而一呼一吸之间就更加微妙而有空间了，这是让我们产生喜悦的呼吸状态，但不是求来的，而且越求越没有。越是放松与不执着，才越能领会一呼一吸之间的妙趣。

总之，做呼吸的观察者，放弃对身体、呼吸的执着。呼吸是自然的，不是自我的。

女性经期冥想保养

很多习练者会误认为冥想仅仅属于精神世界的体验，或是灵性世界的感知，却忽略了冥想最基础的身体修复的功能。我想通过女性生理期的冥想，谈谈这个话题。

经期中不用双莲花坐姿，以单盘或散盘为宜。经期是女性能量最低的时候，由于阴性能量主导，气血相对虚弱，常出现疲乏嗜睡、腰腹背部酸痛的现象。经期中的冥想，以休养为主，放松腰腹部，切勿太向前挺腰。让肚脐稍向后推命门（肚脐正后方），给气血在腹部运行创造最舒适的空间，一旦气血运行相对顺畅，腰腹的酸痛就会减轻。

上坐前后可喝一杯热水或姜糖水，因为盘坐姿势会让身体毛孔加速打开，排除体内湿寒，而湿寒也是经期不适的核心问题。一旦避免或减少湿寒入侵身体，经期痛楚就会减轻。

手脚寒凉会导致经期不适，手结禅定印帮助双手迅速温热起来，当坐中感到双手温热后，可以把手心转向小腹的方向，让双手的劳宫穴朝向小腹。自然呼吸，关注双手的热量渗透进腹部。通过专注，引导腹部气血顺畅，让身体自然升温。其间身体排汗发热，那是气血运行的正常现象，有助于度过经期不适。

经期中尤其注意双眉的放松，有助于放松情绪。由于思考问题过多，念头散乱，我们的气血不能运化，极易伤神，而造成焦虑忧郁，身体寒冷不适。冥想中伴随呼气，观想双眉中间的展开放松，可以很快舒缓情绪，而把关注力引导到下腹部，自然呼吸，让心沉下来。

经期时可更多跟随呼气，感知呼气的末端在哪里，别急于完成每个呼吸，让它自然而充分。

冥想的作用，最基础的就是气血调养；更深入的是提升觉照能力，观照与调伏情绪，进而改变不良习气，达到修心的目的。然而在经期，人的身体相对虚弱，需要多休息，就可放缓用功，以冥想休养为主，尊重身体本然的休息需要。所以经期时在打坐中更容易昏沉易睡，就让自己在打坐中多休息，别太对抗，可以让背部晒着太阳打坐，疏通督脉，增加阳气。

真实的冥想，就是面对此时此刻自己的处境，接受，不回避，因为从来没有一直舒服的情境或身体条件。无论是腿的酸麻胀痛出现、念头不停地涌现，还是身体不适，都是我们生活的一部分。而面对这些不适，我们把心一次次轻轻拉回当下的呼吸上，专注数息。接受真实的情况，不判断好坏，也不逃避，就是在真实的情境下修心了。

一切营造的美好，都不如诚然地面对当下，带给我们的心更真实的自由与解脱。所以，经期或生病时的不适症状只是刚好以一个"不舒服"的方式，带给我们最温柔的提醒与修复。

禅坐不是犯困就是胡思乱想，怎么办？

禅修遇到的两个问题，就是昏沉和掉举。昏沉，就是犯困；掉举，就是念头纷飞停不下来。

首先，别沮丧。遇到这两个问题不是坏事儿，起码我们是真的开始坐在地上打坐了，而不是飘在云彩里打坐。我们开始在昏沉掉举间拉扯了，而不是两腿一盘，表演成感觉良好、嘴角上翘的样子。我们开始老老实实坐一会儿了，而不是感觉宇宙能量进进出出把你照亮，把你照得不是人了。我感到奇怪，总有人不喜欢真实的禅修，而喜欢飘在云彩里打坐。

安排时间形成纪律，比如四十分钟，当然可以更长。没有自律是不行的，就更别说自由了。我们老老实实坐下来，而不是坐一下就起来喝水、吃饭去了……

好，按照计划雷打不动地执行，老老实实地感觉当下：呼吸，睡过去了；回来，再感觉呼吸，又睡过去了；振作起来，再从一数起……终于不困了，呼吸，又开始想东想西；回来，数息，又滑到了念头里……循环往复，这便是我们真实的打坐的状况。

那天读到慈诚罗珠堪布的一句话："在轮回中我们早把脸丢尽了！"我羞得五体投地！可不是嘛。禅坐，便是我们日复一日在生命中轮回的缩影。开头说先别沮丧；但接下来，我们真的感到沮丧。我们很少能专注、有序、放松地做一件事情。简言之，我们很少能够带着禅心做一件事，把一件事做出禅味儿。天天说禅道禅，实际生活里却是被"缠"修，而不是"禅"修。我们真的在如实地做一件事情吗？我们真的在如实做自己吗？打坐，眼睛一闭，就能看见自己的"小九九"了。这是我们该沮丧的原因。原来活了这么久，我们都是活给别人看的！

明一法师说："一切修行都是以自己的失败告终，都是要改变习惯、价值观、成见，要自己修理自己一顿。"所以，打坐中，感到失望沮丧，其实是个好消息。我们开始认识自己了，然后想努力修正自己。

打坐中昏沉和掉举，怎么做呢？简单得有点难以置信——回到呼吸上。谁都没有灵丹妙药，可以让我们吃了就不昏沉、掉举。所以，我们的当下，只有呼吸在发生，无论我们留意也好，忘了也好，它都在发生。但是，当我们留意于呼吸时，它会全然地发生，尽职尽责地流淌在我们的身体里，去它该去的地方，如水。当我们不留意或三心二意的时候，它虽然也在发生，却受到了你的影响，变得短浅或浮躁。你的情绪在波动，呼吸会随之变化，你急迫，它就短浅；你安静，它就细腻，并非刻意。所以说"心平气和""心浮气躁"。

回到呼吸上，觉知呼吸，或者加上数息。一呼一吸，你知道，数一；一呼一吸，你知道，数二……由一数到十，返回再数。数，是提醒的作用，帮助心做有序的觉察。所以，数比单纯的觉知，更适合初学者。所以，困了，睡过去了，觉知到时，从一数起，数丢了，再回来从一数起。同样，妄想纷飞了，觉知到时，从一数起，数丢了，再回来从一数起。

没错，就这么无聊。我们能接受吗？不接受，所以生活中处处觉得无聊，闲不住，老想找事情做。接受了，无聊中便有似锦繁花。柴米油盐，个中滋味，哪个不是禅？禅修看似玄妙，实则大道至简。没什么装神弄鬼、腾云驾雾的。

禅修打坐会让我们变得特别具体，但也特别不纠结于具体，就如同一次次从念头的纠结里出来，回到一数起。你会变得特别享受生活，该吃吃该睡睡，不沉迷；会变得特别精致，又特别勇猛，如同享受自己与呼吸合一的境界，也如同自己又一次掉落，但没有放弃，回到一数起。

　　打坐中，做呼吸的观察者，而非控制者。做和呼吸有距离的观察者，别抓得太紧，就不憋气了。在生活中，觉知眼下正在做的事，努力，但不执着于结果。这样就既在爱又在自由了。

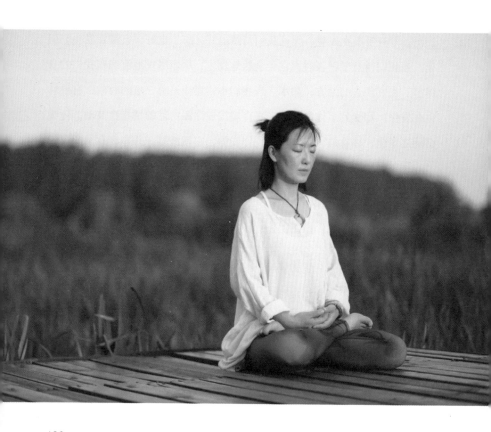

130

禅坐是虚度光阴吗?

很多刚开始学习冥想打坐的朋友，都会觉得：打坐是在浪费时间，我每天那么多事儿要做，哪有工夫打坐呀？或者有人终于慢慢建立了几周打坐的习惯，可是一旦有个打破日常生活和工作节奏的事儿，比如出差啊、旅行啊、家里来亲友啊、婚丧嫁娶啊、或者身体状态不好啦、生病啦、首先放弃的，就是打坐。

这也很正常，因为打坐是日常里最无用的那个安排，是不能解决眼下紧急问题的，更不会有立竿见影的作用。可是身心的日常修炼，一旦被各种理由放下了几天，当再次回到常态生活时，就会很难把这习惯捡起来了。当然，理由总是有很多，归结为三个字，就是"太忙了"。

真的那么忙吗？我也常这样问自己，但发现很多时候我们好像不愿意深究这个问题，而是把"太忙了"当作正事儿、当作挡箭牌，更深一步说，当作存在的理由。不忙，似乎活着就没价值了。而且很多时候，我们说是为了自己和家人的快乐幸福而忙，而实际上也有很多时候，我们是忙给别人看的。我忙，故我在。

忙，并不是坏事。作为人类，与生俱来的一种习性，就是"要行动"。这似乎是人的共有属性，在梵语里，"行动"，被叫作"Karma"，也叫作"业"，也就是我们本然地就带有这种要做点什么的习惯。也是这样的习惯，推动着我们去建设物质世界、精神世界，甚至灵性世界。我们的世界似乎就是因为"业"而建立，完善，衰落，出问题，当痛苦产生时，我们就寻找办法挣脱出来。每个个体，当然也是这样。为了寻找一个活着的理由，终于找到了，却成了毁灭的缘由。

我们的痛苦源于行动。然而，行动本身并不会给我们带来痛苦，准确地说，是执着行动的结果，过度的行动或不行动，给我们带来了痛苦。过于强调行动，或干脆放弃行动，其实是一回事儿，都不是中正的做法。这种执着于结果的行动，必然会因为失衡而带来痛苦。想要减少痛苦，首先就要学会适当地约束自己、约束行动，也就是瑜伽的本义"自律、自我约束"，用现在的话说就是"活在当下，静下来"。

印度经典《奥义书》解释道："瑜伽，是从苦中解脱。"谁不想从苦中解脱呀，这可不是一个束之高阁的哲学问题，而是关系到我们每个人最想要的快乐的问题。然而，我们天天寻找从苦中解脱的办法，却发现，有些苦解决了，只是一时，马上又会有其他的苦。生活里这样的例子太多了，比如天天挤地铁上班，快挤成相片了，励志要赚钱买车，开车上班。终于有一天理想实现了，却发现开着自己喜欢的车被堵在拥挤的道路上寸步难行，只想骂街，这时又有苦接着来了。

有些苦，通过快乐的相遇、注意力的转移掩盖住了，可是一阵子之后又引起其他的苦，或和从前类似的苦。比如你终于遇见了一个比你现在的伴侣更有感觉的伴侣，带给了你新的生活、新的刺激、新的甜蜜，可是继续下去，要不了一阵子，就又开始发现对方的臭毛病——自私、自我，彼此的磨合其实和之前的伴侣的相处如出一辙。

有些快乐终于通过努力得来了，可是没过一阵子，它们就又消失了，就如同再美的旅行，对于日常生活来说，都是短暂的。当我们从不用早起上班，每天都是新鲜的味觉、视觉和触觉体验的旅行回到日常的工作生活，锅碗瓢盆，家人孩子，马上就会"蔫"了，总会感叹快乐的日子为什么总是短暂。

更别说，日子总算好点了，却开始面临最亲爱的家人衰老、疾病和死亡的问题。每个人都要经历最爱的人离开你的日子，这是生而为人必经的苦难，似乎没有一个人能幸免。

看来人生虽然在不断行动，但制造快乐的背后却是在堆积苦的因，如果不能从因上认识和修整，结果终究一苦。怎么办呢？有些人开始寻找从苦里解脱的办法，于是便有了不同的修行方式、来解决我们的身心之苦。

佛教哲学"四圣谛"——苦集灭道，佛陀做了根本而彻底的了悟与教导。苦就是痛苦，集就是痛苦来源的集聚，灭就是去除痛苦因，道是灭痛苦因的方法。有人把"苦集灭道"通俗化解释为有病—治病—吃药—治愈的自然过程。

在修行的方法上，有的侧重修身，有的侧重修心，有的侧重身心双修，有的则要超越身心，各有所长。因为每个人的因缘处境位于不同阶段而选择不同方法罢了。修行之路五花八门，哪个都有道理，可是执着于某一个，认为就我这个对，就又是苦了。

回来说"忙"。忙的无非也就是以上这些事儿，各有各的忙法。有的忙在身体，有的忙在头脑；有的忙在外在，有的忙在内观；有的忙着逃离苦，有的忙着解决苦，有的忙着苦中作乐，有的忙着乐中受苦；有的忙着为自己不忙的方法说出一个理由。

这个世界，有的人忙着"忙"，有的人忙着"闲"。忙着"闲"是什么意思呢？说白了，就是忙里终于要偷闲，于是开始忙着各种爱好，为了找快乐，结果忙得自己团团转。一会儿弹古琴，一会儿弹钢琴，一会儿弹吉他，一会儿打鼓，一会儿学画画，一会儿学书法，一会儿学跳各种舞，一会儿学国学，一会儿学英语。本是为了闲，结果忙得闲不下来。

我们人类的属性，好像天生就是"行动"。所以，这可能就是我们没时间打坐、没时间让光阴虚度的原因吧。如何可以一边踏足尘世尽职尽责，一边踏足虚无无挂无碍、无执无着。就像太极图一样，不是非黑即白、非此即彼，而是白里有黑、黑里有白。可是太难做到了呀，所以就别太执着，但勇往直前吧。

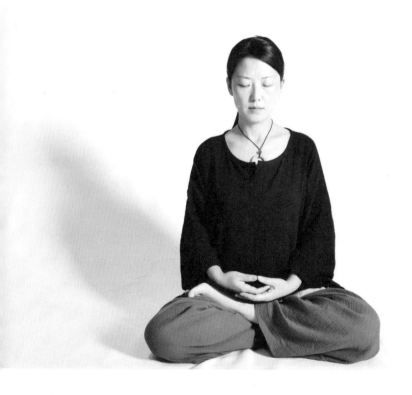

我并不孤独，我只是一个人待着

禅，是一种承担

在喧闹松散的周末，我们选择在安静的屋子里，安心于冥想，闭眼间，开始学习如何面对自己的心，如何面对情绪的造作。一坐又一坐中，我们腿疼又麻，好像第一次这么真实地面对疼痛，面对无聊，面对一个又一个的念头，理不清头绪，但自律要求我们：只是坐着，不要动。

在禅坐中我们渐渐发现，一旦想去解决和逃离疼痛，呼吸就会急促与粗重，就会形成对抗力，双腿就会更疼，心就会更痒痒地到处乱撞。而只有放松，不去对抗和理睬疼痛，回到对呼吸的觉知上，专注地数着呼吸，和疼痛共处，才会忘记疼痛。渐渐地，我们并不是不感到疼了，而是看淡了疼。

我们也慢慢发现：比疼痛更难忍的，其实是心的昏沉和散乱，我们从来没有这么真实地面对自己的当下，要么困倦疲惫，要么胡思乱想，很少有正好的时候。可是就这样，一会儿坐起来，一会儿又坐下，我们会发现起伏的情绪渐渐安静下来，心慢慢变得清明，脸庞透着由内而外的光彩，紧凑的眉心也慢慢舒展了。我们的心慢慢地知道抽身而出，做自己的旁观者，更冷静，更从容，才能更好地承担最好的沟通——沉默。

当我们面对彼此，有一种默契，尽管言语不多，却彼此懂得。禅修会启发人更细腻的觉知，去领悟此时此刻无处不在的美，每个细节平凡平淡，却耐人寻味。禅修也会启发人更体恤和感知他人，不卑不亢，去欣赏、去倾听。

在禅修的茶会中，我们会发现自己比往常更细腻地关注茶人对待茶的每个过程，能细腻地品味茶的自然，欣赏茶人的朴素，也更懂得品玩每个茶器呈现的孤独与澄净。当我们把自己放低、放松、放下，才能更真实地体味"禅茶一味"。因为我们的觉察更细腻了，才会更珍惜地度过每一个当下，领悟当下之美。

禅，是一种孤独

秋阳·创巴仁波切说："我并不孤独，我只是一个人待着。"开始禅修后，我们忽然给自己的生活增加了一块时间：这个时间完全属于自己，面对自己的空间，一个人坐着，练瑜伽，打太极，或是泡一杯茶，让这段时间变得毫无目的，完全地无为，只是觉知着自己的心，享受这个当下。我们慢慢地会喜欢上这种孤独，会给自己的每天都尽量安排出一点独处的时间，让自己的心从向外的奔波和散乱中扭回来，和自己相处。

渐渐地，生活上会减少一些不必要的应酬、不必要的约会和谈话，但这并不意味着减少了朋友，实际上，我的心里会渐渐地升起一股清净之爱，这种爱让自己更加敞开，可以面对所有人分享和感恩。这种爱，让自己与真正的道友相遇，不需多言语，却彼此懂得，彼此提携。这是一种心照不宣的相应，让人更觉得可贵与珍惜。所以，孤独，是自知。孤独，并不是自闭。真的孤独，是一种联结。

禅，是有序的思维

我们的心平常基本是散乱与无序的，所以我们总是很忙，脑袋里总是闪现着过去、现在、未来要做的事儿和想做的事儿，就是抓不住最主要的事儿在当下完成，总是处在混乱状态，做事效率低，还把自己搞得很辛苦，沉不下心，不能专注面对当下的事儿。

即使再忙，事情总有个轻重缓急、先后顺序，但因为我们情绪散乱和紧张，思维无序，把自己整得非常累，饿了也不吃，或者猛吃，困了又睡不着，胡思乱想，结果身心俱疲，把身体也搞糟了。训练自己的心，使之专注在眼下的事情上，有序的思维，就是禅修。

禅修并不狭隘，它包罗万象，无处不在。只要我们对当下的思想与行为有觉知，让它们变得有序，那么，瑜伽是禅修，太极是禅修，读书是禅修，写字画画是禅修，泡茶是禅修，工作是禅修，做家务也是禅修。但是说起来容易做起来难，所以我们需要特定的时间、特定的方式来训练心，当我们变得有序，才可以说：禅，就是生活。

可惜，禅，不能量化。在这个信息技术如此发达的现代社会，我们的一切增长、减少、收入、获得，甚至我们的自媒体增加了多少粉丝，今天走了多少路，消耗了多少脂肪，都可以被轻而易举地量化。然而，禅，不能被量化，不能示人，只能"如人饮水，冷暖自知"。不过，幸亏禅为的不是量化，不是给别人看，不然，这个世界上还有没有人敢孤独地面对自己？

睡眠和噩梦中的禅修

凡是打坐的人，都曾在打坐时睡觉，也因此会苦恼，甚至觉得打坐睡觉完全是浪费时间，干脆起身不坐了。可是下次打坐的时候，还是会睡觉，久而久之，甚至因为没有成就感，干脆放弃了打坐。

我也因此苦恼过，好不容易咬紧牙关起个早，信誓旦旦要好好打个坐，结果没精神几圈，就开始昏沉迷糊了，而且那种昏沉是螺旋式的，转得你无论如何都要投降，都要睡过去。而往往睡过去的时间，还真是过得快。

有一次在禅堂打坐，我坐在师父身边，没一小会儿，竟然听到了师父的呼噜声，我瞬间心安了。原来师父上坐也睡觉啊！在这之前，我一直觉得打坐睡觉是不对的，总自我批判，搞得压力好大。但后来我理解了，打坐睡觉是正常的，但是要有办法对治。我观察师父，他打呼噜的时候是在睡觉，可是人家不打呼噜的时候却是用功夫呢。不像我们，不困了又在打妄想。后来，我采取的办法就是，实在累了困了，就在坐上睡一会儿，不纠结，比如中午，有时候不那么困，干脆打坐，可是坐在那一放松，人就容易犯困，刚好就养养神，一睁眼，总能精神地坐一会儿。下了坐，感觉比睡完午觉还精神呢。晚上睡不着，也是干脆就坐着。困了再倒头睡，这样还不容易做梦，睡得很有质量。

有时候呢，不是缺觉，而是散乱的心收不回来，习惯了，心就总在那飘着恍恍惚惚的，禅修里叫"无记"，实际上就是稀里糊涂的。这种情况特别容易犯困，而且是没完没了的。这个时候就要小心了，努力从无记状态把自己叫出来，去数呼吸，或者念咒"阿弥陀佛""哈利路亚""圣母玛利亚"，都可以的。一个咒不断地、反复地、专注地念，就这样练习自己的觉知力。

所以，在犯困也好，在无记也好，在胡思乱想也好，这几个状态是平行的，有时是相互缠绕的，但它们无非就是相互之间的物理和化学反应。在它们背后，有个东西，就是"觉"，我们的觉知力，无论你怎样，它都在背后，监督着，审视着，提醒着。

以上是睡眠中的禅修训练，瑜伽里也叫"睡眠瑜伽"。还有一种情况，便是做梦。"觉"这个东西在不在呢？在！就只是更不容易被我们觉察和运用喽！因为我们都活在梦里去了，尤其是做噩梦时，被吓得哭天喊地想逃跑，早把这个"觉"忘得一干二净了。这就是平常禅修太少，不能在禅修中建立对"觉"的熟悉和熟练运用，到了被迫应用的时候，干脆就想不起来了。所以，在打坐时再有挫败感，都要坚持坐下去，一次一次把自己叫醒，实际上都在训练那个"觉"了。多划算的事儿呀！养了精神，又训练了觉知力。

说说在做梦的时候运用觉知力的体会。我是个不太爱做梦的人，能记着的梦无非也是几个噩梦，或者日有所思夜有所梦的梦。噩梦无非就是被人追，自己使劲儿跑，反正你我的噩梦情节不一样，但心理状态雷同，就是：恐惧、逃避。直到八九年前我第一次在法眼寺打禅七，腿疼不必说了，由于每天八九个小时的打坐，觉知力比日常绵密，大概第五天晚上做了个梦，黑夜里有个人拿着刀剑在后面追着我打，形势很紧迫，我狂跑！跑着跑着，觉知醒了！我就对自己说："不对呀！我倒要扭过头来看看自己怕什么！"于是，硬着头皮，我在梦里转过身来，只见那黑影，拿着刀剑向我劈来。瞬间，刀光剑影，一片明亮。我醒了！醒来后，竟然一点也不害怕，还有点打了场胜仗的滋味儿。

第二天，和明一法师说起这个梦，我师父瞪着我，用开玩笑的口气说："你可以呀！"我就把他这句当嘉奖了。这算是在梦中用上了一次觉。但也不是每次都可以，往往日常生活中心一躁动，打坐少了，就又会被噩梦俘虏了。醒来难免会觉得惭愧。怪不得古人常说："禅门的用功，静中功夫十分，动中只有一分；动中功夫十分，睡梦中只有一分；睡梦中有十分，生死临头又只有一分。"好好打坐吧！

还有关于梦魇的问题，多半是身体太累，或者太虚弱、正气不足，所以日常首先要注意身心修养锻炼，多打坐，多练瑜伽。当然，最重要的还是那个"觉"的训练和巩固，这便是平常禅修的功夫。训练自己事忙心不忙，事乱心不乱的能力。

没好没坏是真经。不断在禅修中训练，噩梦不害怕，美梦不贪恋，不过一场梦。如果再来点幽默感，你我不过萍水相逢，各走各的路。你好，再见。

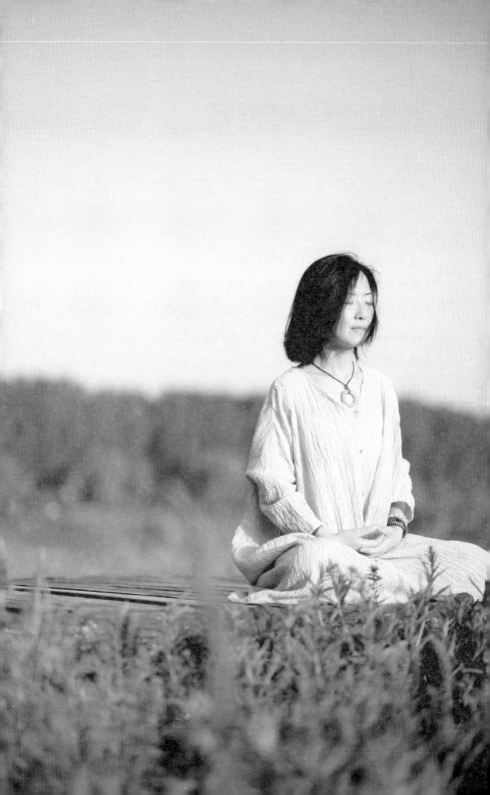

你是急性子还是慢性子？

打完坐和伙伴在法竹林遛腿时，她问我：牟木，你是急性子还是慢性子？我想了想说：这不好说。不能一概而论，毕竟天天修不就是对自己的性子下手吗？整半天还是急或者磨叽，那不是白练啦。

过去的每一天，我们急，急，急，形成了急脾气的习惯，于是就被自己或别人定义为坏脾气、急性子。过去每一天，天天磨叽，于是就被定义成慢性子、优柔寡断。

禅修就是通过修行，日复一日改正自己不良的习气，然后再说"顺其自然"。一开始就顺着自己来，顺的是自己的习性，不是自然。所以修行一定有一个让自己非常难受的"逆流而上"的过程，这个过程需要用"不要太在意自己"来对治那个被宠坏了的自己。

打坐这疼那疼是正常的。身体层面——我们正在通过盘坐使气脉连接，气血汇集，去疏通身体的湿寒瘴气，但四肢酸麻胀痛；心理层面——我们正在"扒皮"的正是"我执"，那些我一直习惯的、害怕的、喜欢的、执着的……这一切是让我们烦恼的根源。比如，打坐坐到二十分钟，腿啊背啊酸麻胀痛，就在想"哎呀，会不会坐坏呀？疼死啦，何必呀？"，然后找个理由下坐了。这是那个想做主的"真我"又被"我执"打败的经历。生活中我们也是一次次这样被习气牵着鼻子走，表面顺应了，心里却因为没有"活出真我"而纠结烦恼，告诉自己：这就是我的命，认命吧！

但是，当我们终于可以坚持容忍地坐到一个小时了，再往两小时、三小时努力时就有经验了，知道再疼也不会坐断腿，不会疼死了；知道比腿疼更严重的其实是闹心，知道通过延长打坐时间、增加打坐次数，可以更精准地收拾这颗七上八下的心。

这时我们也尝到点甜头了，打坐的一些好处已经在身体和生活里显现了。我们比刚开始的二十分钟、四十分钟更有容忍度，更有空间去包容疼痛了，更有耐心去守候、去观察、去磨炼。所以，可能本来我们是急性子上坐的，这么在坐上磨了一坐，一下坐，成慢性子了，看什么都不着急了，一个一个来，一个一个完成。其间有自在！

这个自在，是真实的意思。我们似乎可以体验到一点禅味儿了，禅不是形式上的空架子，更不是做给别人看的，就像风雨后的花，被砸成落汤鸡，那里面就有一种不败的、不易的、真实的美好。

示人以真实之美。给自己一些时间，别急。欢喜与爱，就这样悄然而来。急，慢，不能一概而论。淡然寂寞，亦热情精彩，我们坐着瞧吧。

静心培训有助企业发展

人，是企业的核心。心，又是人的核心。禅修、瑜伽等静心培训，是直接针对人本身的身心素质训练，从根本处着手，逐渐培训员工的素养，进而直接带来每个个体内在完美性的逐步展现。而当每个个体在企业中真正展现出自己的能力与潜力，找到自我角色的责任与归属、创造力与稳定性，不正有利于企业最长远而稳定的发展吗？

禅修是重要的心理素质培训

企业培训林林总总，总体看来分为三类：第一，知识培训；第二，技巧培训；第三，心态培训。一般来说，企业日常培训会以知识培训、技巧培训为重，因为它们更注重短期内可见的收益和业绩提升。而心态培训虽然是关乎人本身最重要的培训，但收效相较缓慢，不会有立竿见影的结果。所有企业培训部门总被认为是花钱不赚钱的部门，除非企业领导者有这样的认识和远见，才可能带动起真正关乎人心的培训，寻找正确可行的方式。然而，慢工出细活，正因为慢，所以彻底，所以长远！

对于心的训练，一定不是几句话、几本书、几次会议就能见效的。关键的问题在于：大家只是在听，却没有参与；只是被感动，却没有行动；

只是知道了自己的问题，但没有去迎接改变。如果这样，企业文化的口号再好听，也只能是不见落实的空话。而真正感染人的企业文化，却有"此处无声胜有声"的感染力，真正感染员工、感染客户。

禅修有助于建立良性管理方式

禅修，更像是做回自己的"领导"，先看清由自己多年管理的"自身"这个企业，身体各个"部门"之间的关系是否完整？情绪是否得到良好的觉知和调控？看清自己，治理自己，才可能更清楚地面对他人，治理环境。

这就如同在正规运作的企业中，第一重要的是工作本身，第二才是人情。而在利益层面，第一重要的是团队的整体利益，第二才是个体的利益。当修心的训练慢慢展开和持续下来，自然会看到员工心态的转变，更专注，更开放，更敏锐，也更谦卑。这是正确的禅修带给每个人、每个团队的利益。请相信，每个人的内在都潜藏着与生俱来的追求完美的特质，即使外在的人为竞争停止，每个人内在的这种向善向美的本能，也会推动人的真正进步。所以，作为企业的管理者、员工的引领者，重要的是启发这种追求完美的特质，让大家渐渐启动自己来自转，就会达到最好的"不需管理的管理""不求进步的进步"。这是禅修培训会带给个体与团队根本的转变。

禅修带给企业的长远益处

从个体表现上看，专注力和创造力提高，工作效率就会提升；在不断的修心训练中，学会观照并出离自己的情绪和欲求，更能把握工作本质的核心所在。

从团队合作来看，个人通过修心逐渐认识到对自我的执着，改变以自我利益为先的习惯，更能就事论事，开放待人，冷静处事，养成合作和包容的态度，提升换位思考的能力。

从企业发展来看，企业文化的培养与确立，是一个长期的事业，不仅是口头的宣说，更是行为中的渗透，是从企业高层到中层管理者再到每个团队的层层渗透与感染。而这种感染，更是靠实实在在的处事才得以传递的。所以先要企业管理者自己能做到，说出来的企业文化规则才可落实。

在日本很多现代企业有禅修训练，有的还专设禅修室，提供员工上班前或中间有短暂的禅修、瑜伽静心时间，以提升员工整天的专注力和工作效率，提升他们的归属感和幸福感。

参加过我们组织的禅修与瑜伽静心训练营的管理者曾说："以前我们尝试了各种团队拓展训练，当时都很振奋人心，短期内团队士气高涨，可慢慢就又回去了。而禅修很容易在日常生活中落实，是很好的机会，应该被带入企业管理者与团队培训中。"

当然，每个人的改变和提升的主因，都在于自身。我们并不能夸大某个人、某种方式能够扭转乾坤。然而好的师者、领导者，优秀的环境，确实会给个体提升带来非常大的辅助和影响。

禅修如果可以真正在企业里开展与落实，不仅能有利于企业和团队的发展，更能深切地有利于每个员工的成长，甚至生命的转变。对于每个人的生命而言，这不仅是财富的积累，更是福德的积累。能够有利于他人的，才能真正而长远地有利于自己。

冥想时光

让我们静静地安坐。

不论上一刻，我们在忙碌什么、谈论什么，

此刻，让身心归零。

随着吸气，轻轻地舒展脊背向天空，

随着呼气，觉知臀部松沉向大地。

觉知呼吸，觉知呼吸时鼻尖出入息的冷暖与长短。

只是觉知，不去控制。

你可以默默地数息，

由一到十，而后返回再数。

当我们的心被念头带走，而忘了数到几，

意识到时，只要轻轻地回来，从一数起。

不自责，不放任。

看着自己此刻升起的念头，如同看一场电影，

看着自己情绪的起伏，烦恼的来去，

如同看电影里跌宕起伏的情节。

而禅修，历练我们的心，
做一个旁观者、一个观众。

生活中，我们每个人都承担着很多角色，
妈妈，爸爸，孩子，妻子，职员，领导，朋友，
我们的心，就如同观众，
看着自己在这些角色里的承担与转换，
看着剧情跌宕起伏。
而心，只是看着。
不把自己扔进电影里，去做主角。
记着，抽身而出，我只是观众。

日复一日的练习，
就是历练我们的心，做一个观察者。
专注而冷静，
才可能演好每一个角色，不会执着。

无论我们觉得自己有多忙碌，
每天都留给自己时间独处。
让我们静静地，只是坐着。
出离，并不是放弃，
出离，是真爱的开始。

七

在爱中
修行

瑜伽，情人

2000年和他邂逅，
源于一颗懵懂的寻找温暖和依靠的心。
我希望自己健康起来，美丽起来，自信起来
希望自己的心，在迷失中，找到方向。
于是，遇到了他。

我开始推掉下班后的饭局和约会，
开始想要独处，
开始想每天和他在一起相处一会儿。
我开始换上洁白的轻衣，点上温暖的灯，
燃上淡淡的香，放上舒缓的音乐，
为了和他在一起。

我开始微闭起眼睛，伸展开臂膀与胸膛，
感受自己柔软的呼吸。
我开始放松了紧缩的肩膀，沉下了腰脊，
感受到自己下沉的重量。
我开始不想再找什么派对男女，
把酒当歌，听我倾诉，填补我的空虚。

我只想回家，

梳理自己奔忙了一天的蓬头垢面，

沉静下来，和他在一起。

尽管起初是那么不堪，

笨拙，紧张得颤抖，失去自信，想要放弃。

然而，他一直在那儿，不离不弃，默默不语。

他的爱，如闪亮深情的双眼，

在黑暗里，始终清澈地照着我。

他的爱，如宽厚安全的胸怀，

在孤独中，始终温暖地抱着我。

他从不嘲笑我，从不怀疑我，

允许我犯错，却不会放弃我。

他只真诚地守候我，

温暖我，唤醒我，将我舒展。

他只用最细腻的拥抱，

把我从自我的封锁中解开。

慢慢地接受，相信，依偎在他的温暖中。

感受我的呼吸，和他在一起。

渐渐地，他的爱，让我放下了自己。

坦然，也坦诚。

揭开一切的面具，是什么就是什么。

不必担心容颜的老去，不必担心肌肤的粗糙。

不必担心自己外在的形象和失礼，

无知和笨拙，会令他离开我。

不必担心这世界一切的灯红酒绿，

花团锦簇，会使他背叛我。

而只担心——我对这世界的贪恋和迷惑，

让我忘了他的默默相守，不离不弃。

在他的爱里，我放飞我自己。

任由一切的角色，在我生命的剧场里被上演。

任由一切的职责，需要我去承担并尽己之力。

任由一切梦想与热爱，激励我去实践和坚守。

任由一切情爱与因缘，在我生命里相遇相知。

我都更加敞开，真诚地接受，紧紧地相拥。

但我的心，却矢志不渝地和他在一起，

绝不分离。

而在这些拥有的片刻，

我却开始意识到内心渐渐涌上的悲伤。

这对美的依恋与不舍，对生命流过的瞬间，

无法把握的无奈。

每个此刻，只是生命的经过，无从占有。

过去的，再美好的和纠结的，都已过去。

此刻，再不舍的和拥有的，同样会失去。

无论如何，不再回来。

在他深深的爱里，

对这世界，我并不会变得冷漠，

反而更加热爱和珍惜。

因为生命，只此一刻！

慢慢地，这些年过去了。

虽然我仍然一次次地看见自己——

被激情与期盼，灼烧起欲望，

被虚荣与轻慢，点燃起执着。

但我只想更快地回到他面前，回到本色里。

深深忏悔，不掉入同一场欲望的轮回。

他的爱，就这样默默地相守。

无论我在哪儿，在什么角色里，做了些什么，

他都在那儿，不离不弃。

于这世间，一切的相遇在变，情缘在变。

得失之间，无所拥有，无所失去。

爱，是美好的。欲，是麻烦的。

错的，不是爱。是我误解了爱。

而他，让我懂得了爱，踏实地相守，不再寻求。

瑜伽于我，正是这场生命的情人。

这个情人，不会用制造的浪漫，

把我带向爱的天堂，

却会将我的心，带向解脱。

爱不是技巧

修行并不是避世的，而是爱的回归。我们因爱而来，拥有与生俱来的爱的能力，本能地在寻找爱的可能，又在爱的陪伴、爱的提升，甚至爱的缺失中成为自己，落实更真诚广大的爱。我们没有离开过爱，也没有离开过爱的寻找。

木心先生说："知与爱永成正比。"我们如何认知爱，对于爱持有怎样的价值观，想寻求的爱是怎样的，想从爱里得到什么，这些成了人生不可回避的大问题。

爱不是技巧；爱是本能，是善巧。谁都不会没有爱，有时只不过是我们的爱被自己的情绪与执着蒙蔽了，有时我们对爱的理解可能会出现一些偏差；但是当我们在寻找爱的过程中遇到苦，反而会更有机会回归爱。因为每个人的本能都是向善的，而爱的本质就是善的。

爱很容易谈得矫情，也很容易谈得自我；如果爱被虚拟得谈了半天都不能落回生活，就是没意思的。我们总希望既有真实的感受，又能跳出自我来分享爱、传递爱。因为我们内在的一些感知在成长过程中都是相通的，只是故事不同而已。

关于我爱你

有时候我们确实容易把爱变成一种物质，或一种得到与失去。爱没来的时候自己挺痛苦的，它来的时候又觉得不是自己想要的。接着就产生非常多磨合与无效的沟通，日复一日，把当初一往情深的爱变成了一场折磨。

爱从最初的接触上的了解与示好，到日常生活的容忍与依附，再到默契融合的灵魂交流，是一个漫长的修行过程，甚至不是我们用一生就能去成就的。在这个过程中，最初的"理想伴侣"定义，可能在一次次误解和误判中错过或放弃。关于爱的最佳解答，其实不在对方身上，而是在自己的心里。所以爱与修行从不违背，不读懂自己，又如何能够寻找和理解对方呢？不修持破土而出时的那份容忍，又如何能等到爱之花的绽放呢？

宗萨仁波切说："当我们思考的时候，是困惑。当我们开口的时候，是矛盾。因此，世界上不存在'沟通'这件事，只存在'成功的误解'和'不成功的误解'。"我们在一次次完美之爱的找寻与碰壁中，要接受的是：从没有绝对的完美，接受不完美，就是一种完美。不再苛求全然的沟通与理解，即使是"误解"，我们也可以找到相对幸福的道路，并安然相伴。

在一次旅行的途中，我翻开《奥义书》，读到以下这段话，耶若伏吉耶对梅怛丽依说道："哦，确实。不是因为爱丈夫而丈夫可爱，是因为爱自我而丈夫可爱。哦，确实，不是因为爱妻子而妻子可爱，而是因为爱自我而妻子可爱。哦，确实，不是因为爱儿子而儿子可爱，而是因为爱自我而儿子可爱。哦，确实，不是因为爱财富而财富可爱，而是因为爱自我而财富可爱……"

我恍然明白：我们人类的爱，多半是在寻找自恋的依附。当我们说"我爱你"的时候，更希望满足的是自我的一种快乐感与安全感的需要。有时我们不敢承认，原来我们都是自私的，而这种自私不仅仅是道德上的，还缘于我们深深的我执。

在我们的潜意识中，伴侣其实就是自己匮乏的填满。当我需要保护的时候，他就能提供安全；当我寂寞无聊的时候，他能提供娱乐与陪伴；当我需要赞美的时候，对方可以示爱与夸赞；而当我需要安静的时候，对方最好闭嘴……

这好像太极图，在自己大面积充实的核心处，总是有一个点不能被填满。所以我们一生就在矢志不渝地轮转寻求，直到那个点永久得到同化与完满。转啊转，抓取啊抓取。在"我爱你"的背后，总是"我要你"。

总听人洒脱地说："我爱你，与你无关。"真的能做到吗？那我们为什么还需要一个"你"才能被填满？

总想完满便是我们苦的缘由吧。可惜的是，生命总是差一点才能完满，于是我们就落入永无止境的追逐中，丢丢捡捡，从未曾完满过。

对爱的寻找，需要回过头来，从接受自己的缺失开始。自知，而后自明。所以在《奥义书》中，耶若伏吉耶接着说："梅怛丽依啊，确实，依靠观看、谛听、思考和理解自我，得知世界所有一切。"

爱的三个阶段

我们都听过一首歌《送别》，词曲作者李叔同，是民国时期的音乐家、美术教育家、书法家、戏剧活动家，也是中国话剧的开拓者之一。这样一位大才子，无论是艺术、文学、演艺，都非常厉害。他情感丰富，风流倜傥，后来却在杭州虎跑寺剃度出家，法名演音，号弘一。出家以后，弘一法师成为佛教高僧，是律宗在民国时期非常重要的一个推动者。

弘一法师的弟子丰子恺总结人生有三个境界：物质生活、精神生活和灵性生活。物质就是衣食住行用，精神就是学术与文艺，灵性就是生命终极意义的追问。李叔同剃度出家，严守戒律，精勤修行，自是从精神境界的放逸与丰沛，提升到灵性修持的自律与自由中。

我们每个人对生命的追求和理解，其实都在这三个阶段中。我们首先都在物质阶段的建立与满足上，依于不同的教养与价值观，有的人会停留在对物质世界无止境的追逐中，那么相应地，他们对爱的理解与寻找，其实也是相对物质化的，爱主要建立在物质的安全感和身体生理欲求的满足上。

而如果能获得更多的文学艺术教养与熏陶，人的物质欲念反而不会太膨胀，会有更多的时间精力追求精神世界的润养与喜悦。这时我们对爱的需求，当然也会希望是更多兼顾精神的培养，有共同的热爱去经营与分享，比起仅仅满足物质需求，可以玩在一起，填补精神的无聊与空虚，岂不是更幸福?

然而,在自我精神世界的追逐中,人难免遇见苦,太过依赖感觉和情绪,有时难免落入多愁善感,儿女情长。当孤芳自赏时,当因为一支歌潸然落泪难以收场时,当爱对方的才华却求而不得时,当我们终于和精神伴侣不顾一切一往情深,却发现彼此的精神世界因为各自的自恋而难以融洽,于是产生了巨大的空虚、孤独、不安全感和焦虑时,我们再次失望和退缩。这时,有的人会继续去寻找下一个精神陪伴者。有的人则开始深入询问自己的痛点,并由此提升至灵性的追问中。

当我们继续去追问:真正的自由在哪里?真正的快乐在哪里?真爱又在哪里?那个不再被情绪左右、被爱人的状态影响、被家庭和社会的责任拖累的觉醒与接受状态,便是灵性追求者的向往与修行。

此时,他们不一定非要离开爱人、家庭与社会,反而会把当下当作修行的道场。他们在日复一日依旧琐碎的凡常生活里训练觉知和观察力;在依旧会出现烦恼的恋爱和家庭里,练习减少自我与自私。这样就可能在人人总想寻求和得到的世界里,减少非此即彼、非爱即恨的对立,而变得更加包容。这个过程绝对不是放弃自我,而是让自我放下,从而得到更大的自由空间。

放下,并不是放弃。对于灵性修持者,爱与生活不必放弃,练习"放下"就是最好的修行。不要追求自我空缺的填满,不要苛责对方的缺点。在灵性追求的道路上,所谓的"灵魂伴侣"真的存在吗?与其说找一个灵魂伴侣,不如说通过伴侣净化自己的灵魂吧。

不能什么都想要

我们个人生命成长的境界，是从物质的满足到精神的满足，再到灵性成长的追逐。而对爱的寻找，也同样是这三个阶段。我们对爱人的寻找，也是在这几个方面衡量。但问题是，我们好像总是什么都想要，却不知自己真正想要的是什么。

物质伴侣

比如，我们想要一个能够提供丰富物质条件的伴侣，那他多半是事业型的，起码在事业的创立期需要更多的时间工作和社交，很少有精力去陪家人孩子和做家务，可能连一起吃一餐朴素的家常饭都不那么容易。可能即使在下班的时间，他也更多在考虑和赚钱相关的事；或者他可能根本没有下班，工作就是生活。

他可以给我房子、车、奢侈品、旅行，但是可能无法给我陪伴。如果我们可以接受这样的生活，形单影只地去消费、去旅行、去开展自己生活的爱好，并照顾好他的起居饮食，那就很好。如果我们不能接受他总不在身边，并且因此而痛苦，但同时又需要充裕的物质，什么都想要，就烦恼了。

精神伴侣

有的人呢，特别想要一个能在精神上懂自己的人，能和自己一起欣赏文艺、看电影、听音乐会、分享阅读、一起旅行。这种能玩在一起的伴侣本身可能需要更多时间宅在自我的精神世界里。当这样的伴侣面对物质与精神需求的冲突时，他们可能会认为物质世界相对容易满足些，关注自我的精神世界而对家庭事务冷漠和缺少责任，需要伴侣去经营物质生活。比如我身边的很多艺术家朋友，都是老公一门心思画画，老婆需要既料理家务，又做经纪人的工作，甚至需要承担养家糊口的担子。

如果伴侣能够接受这样的生活，对物质的安全感需要不那么强烈，也不需要太多奢侈品包装自己，可以享受与伴侣穷游的快乐，有耐心欣赏对方的精神世界，甚至经营对方的精神产品，甚至能够承担更琐碎的家务和对子女的教养，那就没问题。如果伴侣既想要对方在外担当，又想他在家里做精神陪伴，那便是不现实的。或者最多就是一起做一些附庸风雅的文艺活动，而上升不到真正的精神热爱。

实际上，当一个人真的喜欢文艺的时候，是很朴素单纯的，不是做给伴侣和别人看的。这样的精神伴侣，才真正值得去欣赏、陪伴，甚至耐心地扶持。不然，不如踏踏实实去上班赚钱，履行职责，该干吗干吗。毕竟物质和精神需要相对平衡，更需要如实与真诚，而不是落于虚荣心的追逐和自我的膨胀。那样的文艺，是经不起时间考验的。

灵性伴侣

还有的人更想要一个灵魂伴侣，能在信仰和灵性追求上互相认可，不至于有根本上的冲突，希望把家庭建设成彼此的共修道场，甚至有共同的对生命意义的深度探讨和追随。当然一般情况下，刚刚进入婚姻的人，不会有太强烈的灵性伴侣需求，这是需要时间磨合的。似乎真正的灵性需求是需要从"看山是山、看水是水"的物质世界，到"看山不是山、看水不是水"的精神世界，栽几个跟头回头才发现"看山还是山、看水还是水"的心灵追求，只能脚踏实地地修行，从接受眼下的生活开始。

繁华过后，更加需要生命终极意义的领悟与修行。他们在物质财富积累上欲望偏低，也更少在浪漫的层面取悦伴侣，买九朵甚至九百九十九朵玫瑰来给伴侣过情人节的情况几乎没有，他们可能会认为那太过浮华。他也可能买礼物送给你，但同时知道这只是一场浪漫的游戏。而他们可能更多是在日常中脚踏实地去做，不特意表现什么，可能很多时候会思考哲学和利益众生的问题，甚至轻视了家庭义务和责任。

无论修行到什么程度，一个正在灵性道路上追寻的人，可能会落入一些偏执的修行看法，而脱离真实生活。如果我们是用完美的要求去衡量灵性伴侣，那就没法过了。除非把对方当成自己修行的镜子与助缘，才能成就一个共修的家庭道场。

实际上灵性伴侣是最难寻求的，除非我们认知到：根本上从来没有一个完美的灵性伴侣等着我去发现，灵性伴侣是通过彼此日常的"打打杀杀"的训练，而被对方慢慢磨炼成精神的勇士、爱的勇士的。真正的灵魂伴侣，不仅要过生活的关，还要过生死的关，谈何容易呢。

现实一点讲，如果在你每天需要独处打坐、练瑜伽、做功课的时候，他没有在旁边放滚石乐队的摇滚乐，或者仅仅是把新闻联播早间报的声音调低了点，就已经在顾及和支持你的灵修生活了。

基于"我执"的爱

《瑜伽经》说："我们可以培养专注的力量，消除引起痛苦并阻碍觉悟的障碍。这些障碍是人们痛苦的根源，是无明、我见、执着、憎恨和对生命的贪恋。无明产生出所有其他障碍。"

什么是无明呢？《瑜伽经》解释："把无常、不净、苦和非我的认同为常、净、乐、我的，就是无明。"佛教也有相同的哲学：把"无常、苦、无我、不净"认为是"常、乐、我、净"，世间一切事物都依循成、住、败、空的规律，由因缘和合而成，缘来则聚，缘去则散。它的本性就是无常、苦、无我和不净的。然而我们不明此理，颠倒执着而痛苦。

对于爱，我们难道不是这样颠倒地认知吗？我们对待爱的态度，便是因为无明而来的烦恼、我执与贪恋。认为眼下的一切都可以到永远，我爱的人、爱我的人应该永远这样爱下去、相伴下去，拥有的应该永远属于我，这便是把本来因缘聚合的无常的事物看作"永恒"。

我们认为应该常处于快乐中，对方只应该顺我之意。我们害怕失去，因没有安全感而受苦。我们处处从自我出发，自私、嫉妒、贪恋、愤怒、攀比；我们最害怕孤独，害怕自己在爱人、家人心中或社会里失去存在感，于是不断地表现自我或放纵自我，去寻找和依附承认和赞赏"我"的人。

一次宗萨仁波切与大家分享："释迦牟尼佛说，我们应该这样看待我们的人生，它像一个旅店，人来人往，check in and check out。听起来很简单，却是相当惊人的真谛的教授。因为这就是我们的生活，这就是'短暂'的美妙之处。假如一件事物真的'永恒'地停滞下来，无论多美好，也会发臭。"

《瑜伽经》非常明确地指出，瑜伽需要通过修行与不执来达成。修行就是日复一日地付出努力，以改掉自己不良的习气，所以是落在自己、改自己，而不是改对方。不执，实际上就是针对"我执"下功夫。基本上我们一直是在对自我的执着之上，寻找和成立自己的爱情、家庭、友情、同事关系，但也因此引来很多的烦恼与苦。

可是，难道修行就是对社会关系的放弃吗？出离，难道是逃避吗？相反地，正是在社会关系里，我们才能更加看清楚自己的"执着"，没有了他人，就好像没有了镜子一样，我们无法切实地照见自己，反而更容易巩固自我。所以，与身边的人和事相处时，如何能够尽量保持一颗不被干扰的清净之心呢？最好的办法就是，减少我们的判断和比较。

所以在社会关系里，训练接受与包容，减少自己的分别心、攀缘心，就是在训练无我了。因为家庭是最容易把"我执"暴露出来的地方。宗萨仁波切说："替别人设想可以说是修心的最基本的一个要件，如果你对别人的情况并不留意的话，一般来说会产生很多的痛苦和误解，在类似的情况下，这些痛苦最后都会发生在你自己身上。"

修心的目的，并不是逃离爱和其带来的苦，而是在爱的关系里认识到有贪爱必有苦，有"我执"必有伤害。在我们一路总想去拥有与占有的过程中，觉知与调伏基于"我执"而起的欲念，避免制造苦的因，也就是从苦中解脱的开始。这时，苦已经不是毒药，而是良医。它告诉我们：在爱里，想要获得，真的需要失去。

如果两个人可以慢慢共修，一起打坐，那当然是更好了。但是这都需要耐心的影响与陪伴，不可能一蹴而就的。伴侣肯定首先看到了我们通过修行而带来的生活中的改变，不那么急躁了，不那么爱发脾气了，那些从前折磨对方的缺点确实在一点点改变了，他自然会支持我们的修行，甚至一起参与进来。

所以，无论我们更需要哪一种伴侣，都不是错；错是错在我们什么都想要。这便是"我执"与贪心带来的痛苦了。知足的心很珍贵，更看重哪一方面带给自己的好处，就要同时接受这一方面存在的问题。

虽然伴侣可能不喜欢细腻的生活方式，但却赚钱养家，提供自己更无忧的生活，让我们更有财力和时间做自己想做的事，这要懂得感谢。

即使伴侣在别人眼里不是成功的事业型男性，可是却恰好满足了自己的精神需求与陪伴，很大程度上解决了孤独无聊的问题，我们也要懂得去欣赏。

即使伴侣不是父母眼里百般依顺的贤妻或会来事儿的丈夫，他们本分做人与专注工作的能力也是你需要了解的，我们要懂得肯定。

关注自己最看重的与拥有的部分，真心地肯定与欣赏对方，共同修正缺失与不足，建立起相应的平衡。日子便这样过下去了，不是吗？知道取舍，便是知足。懂得平衡，就是爱的智慧。

爱是落地的哲学

虽然爱因不同的价值观有不同的境界，但爱并不高深莫测，它是落地的哲学，是一个跟头一个跟头栽出来的美好。

观察我们的父母，他们经历风风雨雨，若不是彼此磨合与包容，又怎能白首偕老，即使没有甜言蜜语甚至浪漫可言，即使锅碗瓢盆吵吵闹闹，这过程本身，就是爱。有段时间我总反思自己，尽管向往诗与远方，开始练瑜伽的时候，也还是把修行诗意化，骨子里还是想脱离现实。

然而越是这样把修行理想化，越是在现实生活中碰壁。真实的修行，从来不会离开凡常的日子。当我告别那个排斥日常琐碎、追求诗意与不凡的"仙女"角色后，再次转过脸来，看见自己的父母在没有大道理可讲、全在眼下的平常日子里本能地想着对方，脚踏实地地生活，这样朴素的过日子的方式，给了我爱的感动。

记得2016年我从斯里兰卡旅行回来，把带回来的腰果打开给我爸吃，他说"我不吃"，然后很轻描淡写地加了一句"等你妈来了再吃"。我妈当时在老家。老爸的话让我感动也反思，我想：如果是我会这样做吗？所以有时候在老人身上可以学到非常多"对方比我重要"的爱的本能。再看看父母对孩子无私的爱，他们最关心的永远是孩子有没有吃好饭，别累了，这其实是日常生活里非常重要的爱的瑜伽课，让我通过观察、反思和训练，一点点去掉自己那"我是中心"的心理。

如果一些抽象概念我们似乎不能够从智识上理解，就去看看我们的父母。他们之间那种朴素的情感，过了一辈子下来，还真的需要窍门儿呢，都需要包容对方的缺点并减少自己的任性。如果没有包容，谁和谁都不可能过一辈子。最高深的道理，就在每一个普通家庭里，可以一起欢乐，可以吵架，也可以独处平静。那个使我真实地在他面前暴露出所有不堪与弱点、即使犯错仍然包容我的人，便是爱人。

　　我父母虽然一辈子吵吵闹闹的，只要两个人同时进厨房就会拌嘴，但现在我把这些当成一种锅碗瓢盆碰撞的生活幽默。他们的相处方式就是这样，家里没对错，是包容，但也不是一味地放纵，总有一天对方会感受到的。想要对方改变不良的习惯和某些价值观，需要耐心的影响和熏陶，而不是命令。这便是训练我们善巧智慧的地方。

　　我觉得我们在情人节想收到恋人的玫瑰之前，真的应该给父母留一朵花，或者给爸爸准备一朵花送给妈妈。今年的情人节，我提醒我爸："爸，今天是情人节，你要不要送我妈一个礼物？"我爸眨眨眼睛说："好呀，帮我买个巧克力给你妈。"于是他把兜里所有的零钱都掏给我，表达他的诚意。当我爸爸把巧克力送给我妈的时候，妈妈高兴地和巧克力没完没了地合影，日后一点一点地吃，不舍得吃完。我看见他们搀扶着走过四十年，收一个情人节礼物，吹一支家里停电备用的蜡烛，觉得里面有一股真浪漫。日后想起，心里都是温暖的。

清净的爱

世间最朴素和包容的爱，我们可以从父母身上领会到。为人父母，在家庭里，尤其在孩子面前，要注意约束自己的言行。父母身上表达出来的爱的价值观，会对孩子的未来起到最重要的影响。所以，当自己控制不住情绪，在爱人面前歇斯底里时，注意，你的孩子正在看你，并且耳濡目染。暴躁的家庭不可能教出平和的孩子。自己是孩子最真实的老师。反过来看，孩子更是降生到父母身边的菩萨。

然而，如果我们有信仰、有灵性地学习与提升意识，我们可能会从老师或师父身上，看到更深的无二无执的爱，他们会打开自己对爱更广阔和细微的洞察。十几年来和明一法师学习禅法，我切实感受到师父无情中的有情，他不会和哪个徒弟建立重要的世间情感，但同时又非常慈悲细腻地体恤我们每个人，并给予善巧的禅法的指导和生活的帮助。每一个来到他身边的学生，都会感受到师父对自己的重视与关心，但是一切在师父面前的示好或自我表现都是徒劳的，因为他一视同仁，随缘说法。他并不是把佛法放在高处讲道理，而是落实在最平常的行为里，行不言之教。看师父怎么做，就是在学习佛法了。

一个真正的灵性导师，他的慈悲不是做给别人看的，是缘于无我的了悟和对眼下事全然的觉知与承担。他们的行为、言语里自然都是对事情本身的应对和随顺。

一个真正的修行者，是在生活的真实情境下做出本来的样子，而不是营造出一个高高在上和不食人间烟火的形象，供人顶礼膜拜。学生必然因为老师的真实与智慧，而得以动容和反思，进而修正自己。如果自己幸运，可能会被师父骂两句；受不了师父骂的徒弟，怎么能成长呢？所以师父对徒弟的爱，绝非示好之爱，而是严厉而清净的。

　　与其假装一个更好的自己，不如把自己全然真实地暴露在师父面前，才可能让师父清净的爱照见自己习性中的短鄙，而去慢慢修正。在家庭里，其实也是可以这样努力去修为最清净的爱。我们没有办法在爱人面前一直假装，我们的自我迟早是要露馅的。与其情感上捆绑对方，制造痛苦，不如坦然地做回自己本然的样子，通过对方的照见，训练减少自己的执着，从对方的角度出发，回到事情本身去沟通。慢慢在家庭关系中调适自己的心，由烦恼回归清净，对方便是自己的老师。

　　当然很多人寻找老师和寻找恋人一样，总是想寻找自己理想中的那个完美形象，他不应该有任何错误出现，不应该有任何不良嗜好；他应该顺服自己，应该对事情胸有成竹，应该在我有困难的时候成为我的"避难所"和"防疫站"。我们基于"我执"去定义老师，所以即使老师以非常真实平凡的本色出现在我们面前，也会因为我们的有色眼镜而被误判和错过。

　　明一法师说："你皈依佛教，是依法不依人，你皈依的是佛法，而不是我这个人。"真正厉害的老师，他不会营造一种所谓高于人间的气氛，矫情的词语他从来不会讲，而是脚踏实地，就在此时此地，应机说法。

　　老师说话有时甚至会很猛烈，不随你的意愿，打破你的矫揉造作和对老师的依赖与迷信。他们无情，但慈悲。这样智慧与慈悲的功夫是一天一天实修出来的，是我们现在没有办法企及的，但却给了我们一盏明灯，这种爱非常清静，无处不在。

他们的慈悲，有时候却用"不理"的方法示现。可能很多人会被老师的严厉无情吓走，而去寻找那个对自己的"我执"百依百顺的老师。当我们特别需要别人的赞美才能把事情做得更好时，明一法师曾和我说过："如果你只是夸你的学生，说明你不再想教他了。"

真正的自信，不是别人帮你建立起来的。真正的自信，不落入佛法所说的"世间八法"的限制中——希望受到赞美，不希望受到批评；希望得到，不希望失去；希望快乐，不希望痛苦；希望声名远播，不希望默默无闻或受到忽视。难道在爱的关系里，我们不也是因为受限于世间八法而烦恼吗？没有真正的自信，就不会理解更广大而清净的爱。而当我们不再自卑、不再自大时，就拥有真正的自信了。

很多年前我因为烦恼向师父请教，师父说："你不要忘记，每个人都在觉悟的路上。"听到这句话，时间好像瞬间停止，我一下子在那时那地释怀了，直到现在我都记得那个夜晚楼下的林荫道，我刚好走过几个垃圾桶旁边。这个记忆，变成了以后转烦恼为清净的机缘。实际上我们希望别人怎样，觉得别人这不好、那不好，全是出于自己的执着。

清净的爱，是无执无求的，因为不为索取，也就无比自在。你给我，是顺其自然；你不给我，也理所应当。一切因为缘起，而缘分就是配额。缘，是条件；分，是额度。额度都是有尽的，不是没完没了的。缘来则聚，缘去则散。缘来了随缘，缘去了不攀缘。一切从自己的真实境遇里历练，终会体味到超越自我的清净之爱。

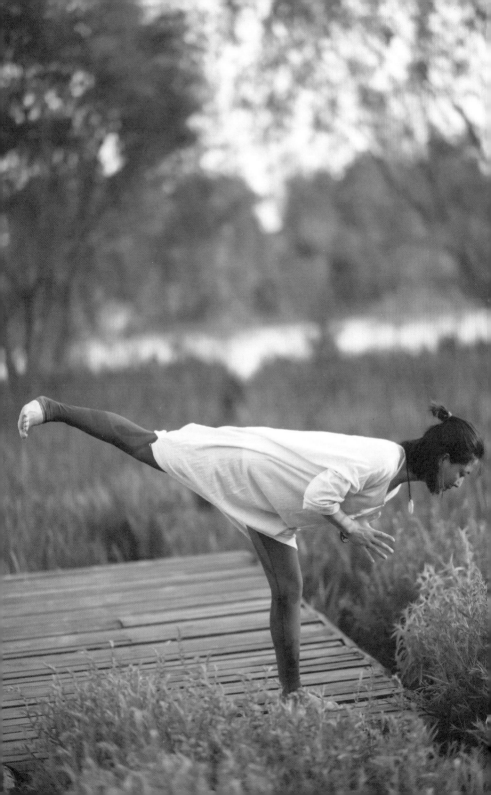

欲望和节制

"爱情像鲜花，它总不开放；欲望像野草，疯狂地生长。"我非常喜欢的歌手许巍在他1997年的一首歌《在别处》里，这样坦诚地唱道。这使每一个努力追求生活意义却被现实与自己的欲念卡住的人有一种感同身受的领会与感动。而如今千帆过尽，他的音乐里更多是对欲望的觉知与升华，对信仰的信愿与践行。就如同2018年他在《只有爱》里唱道："当人群渐渐地走远，我看到天空五色云彩，我知道这是你的爱，我的心也渐渐地安定。"

每个人都在经历自己的成长与蜕变，重要的，不是做一个别人眼里的"好人"，而是敢于真实地看见自己，并面对自己每个阶段的问题，深究自己、原谅自己、修正自己，才能够更多地体恤他人的苦。如果我们不能放过自己，"利益众生"岂不成了想想而已的概念？

《瑜伽经》说："对生命的贪恋无论愚人智者皆与生俱有。这是因为人心之中仍留有许多前世生命的死亡体验之印迹。"实际上我们每个人都很不愿意面对与承认的一个问题，便是渴欲。我们每个人与生俱来的欲望，是根源于对生命的贪恋和死亡的恐惧。苦便来自这永不能满足的欲望和害怕失去的心情。

然而，欲望并不是贬义词。孩子之所以能出生，是出自父母情欲的渴求和满足。我们每个人的成长、社会进步和创新改革的背后都是欲望的推动。

在生命的每个阶段，欲望会随着我们对欲望的认知而产生变化。所以，欲望是我们没有办法逃避和遮掩的，却可以通过面对、认知、修行，将欲望节制、提升直至最后的消融。《瑜伽经》说："当这些障碍减弱到残留形式时，就可以通过把心分解成它的最初因而将之摧毁。冥想可以克服以充分发展的形式出现的障碍。"

很多学生问我说："我越打坐念头越多，越静不下来。"也有的学生说："打坐时没办法接受自己很魔性和邪恶的那一面想法，所以就放弃了。"其实这才是冥想真正的意义所在，我们通过坐着不动的约束，更清楚地看见自己的念头，川流不息；也看见无止境的追逐中，自己深深的疲惫与散乱。如果我们能够慢慢地"顺藤摸瓜"，去找这些念头的源头，会发现它们无非来自无明引起的障碍。当我们通过冥想，有一天真的观照到了这些"静不下来"的问题根源，就是在解决问题了。

这些由于欲望而产生的痛苦真的可以解决吗？《瑜伽经》说："还未到来的痛苦是可以避免的。这种痛苦是因为将经验者错误地认同为被经验对象。它是可以避免的。"我们多半是从自我出发去理解爱和需要爱，把自己的欲望和执念当作对他人的爱。

在最初的好感与示爱阶段，我们每个人身体的本能性欲都会自然出现，也就是对触感的渴求。在爱慕的人面前，情欲之根变幻出一切的诱惑，于是我们把情欲误以为"爱"。我们并不真实地了解对方的习性，然而出于自我的需求和渴望，我们把自己设想的完美伴侣的形象都套在了对方身上，错把身体情欲的需要，当成了爱的全部依托。如果我们通过灵性的修炼建立起对自身冷静的观察，我们就会看见自己的情绪欲念仍会出现，但是基于对因果的学习了解和定力的训练，会更清楚继续放纵欲念将带来的苦与伤害，自然会加以控制与避免。要知道，那毕竟不是爱，而是通过美图秀秀加工过的样子。

随着新鲜感的慢慢撕开，热情必然会渐渐退却，步入现实生活后，双方开始暴露自己身上的习性和自我，看见不平衡和矛盾，也就有了争执与分手的打算。所以这样的热恋期大概对每个人来说不超过一两年，要么进入婚姻，要么分手去找下一任的新鲜与刺激，并把它当作寻找爱的勇气。周而复始，爱情似乎只在不了解彼此的自我时存在，一旦看见对方的"我执"就分手。

当我们无论如何成立起一个家庭，有了道德戒律的良性约束，其实会更容易安静下来回到生活里，培养精神的土壤，甚至开始灵修的寻找。不然寻找伴侣来解决孤独感的渴欲，总难以安宁。生儿育女的责任感、共同生活的家庭也会使两人对爱的理解从自我延伸至两者之间，再扩大到两个家庭之间。这一步步成长本身，就是需要一次次减少我执，才能平静地履行职责。瑜伽所谓"平静"的哲学，不是诗意的形容，而是一步步打磨出来的质感。

无论是什么样的爱的关系，一旦选择开始，经过欲望的热情期而后进入平常的往来，就会发现对彼此的判断和不满随之而来，接着带给彼此甚至他人很深的伤害，却也无力自拔。因为我们困在了复杂的因缘链条里，无处可去，只能一步步接受果报，无论是快乐还是忧伤。唯一的出路便是认知到：此刻的苦完全是自己一手造成的，根本怨不得他人，只能接受并反思，而避免造成未来更多的苦。

爱和欲，虽然不完全是一件事，对于我们却有点像硬币的两面，其实该是一种平衡的依存关系。既然欲望从来不会因为不断的填充而得到满足，那么我们如何让欲望得以控制，甚至升华呢？

每个人内心对爱的动机其实都是简单和纯净的，只不过我们没有定力与智慧、全面的认知，或经历并完全克服过事情本身的二元对立。真正的爱是在二元对立之后的融合与接纳。瑜伽，就是爱。

秋阳·创巴仁波切说："对于心的欲望，不去压抑，不去放纵，便是根本智。"所以欲望不是要靠压抑，而是需要节制。节制本身就是忍耐力的雕刻和觉知力的训练过程。

从精神层面来说，节制其实是一种美。为什么我们喜欢看从前的电影，比如日本导演小津安二郎的电影《秋刀鱼之味》《东京物语》，侯孝贤的《恋恋风尘》《风柜来的人》，杨德昌的电影《一一》等等，那种隐忍与适可而止的爱与含蓄，是欲言又止却饱含深情的。那种爱的控制，会带给我们对生命更深的领悟与动容。当然在这种节制的情感背后，并不仅是出于道德感的压抑，还有更深的对于生命无常与苦的领悟与无奈。就如同电影《一一》结尾时，洋洋在婆婆的葬礼上说的一段话：

婆婆，对不起，不是我不喜欢跟你讲话，只是我觉得我能跟你讲的你一定老早就知道了。不然，你就不会每次都叫我"听话"。就像他们都说你走了，你也没有告诉我你去了哪里，所以，我觉得，那一定是我们都知道的地方。婆婆，我不知道的事情太多了，所以，你知道我以后想做什么吗？我要去告诉别人他们不知道的事情，给别人看他看不到的东西。我想，这样一定天天都很好玩。说不定，有一天，我会发现你到底去了哪里。到时候，我可不可以跟大家讲，找大家一起过来看你呢？婆婆，我好想你，尤其是我看到那个还没有名字的小表弟，就会想起，你常跟我说你老了。我很想跟他说，我觉得，我也老了……

真正的美，总带有悲伤。可以传世的文学、艺术、音乐作品，都是因为那部分悲伤之美、节制之美。单凭"放纵"出不了优秀的文艺作品，也出不了真正平淡平常和有滋味的充满爱的生活。放纵只会带来更快的无聊感、空虚感和不安全感。所以真正美的感受，一定是带着觉知，需要留白的。

《瑜伽经》说："当一个人不再纵欲时，他便会获得灵性能量。当一个人不再贪婪时，他就会认识他生存的过去、现在和未来。"依赖性欲的满足寻找快乐，永远会让身心落入无边的空虚。性高潮的那一刹那，和瑜伽与冥想产生的乐与住的境界完全是两码事。性高潮时，身体气脉的能量因为欲念的膨胀和触感的不断刺激，在海底轮（性轮）瞬间聚合并爆炸，而迎来酒醉般的失去理性与觉知，并带来火后灰烬一样的疲惫与虚无感。不注意节制性欲，会使精气神大量消耗，而损伤了生命元气，造成根本的健康问题。

节制，是一种自律。而没有自律，谈何真正的自由？

没有自由，爱如何可以从苦中解脱？

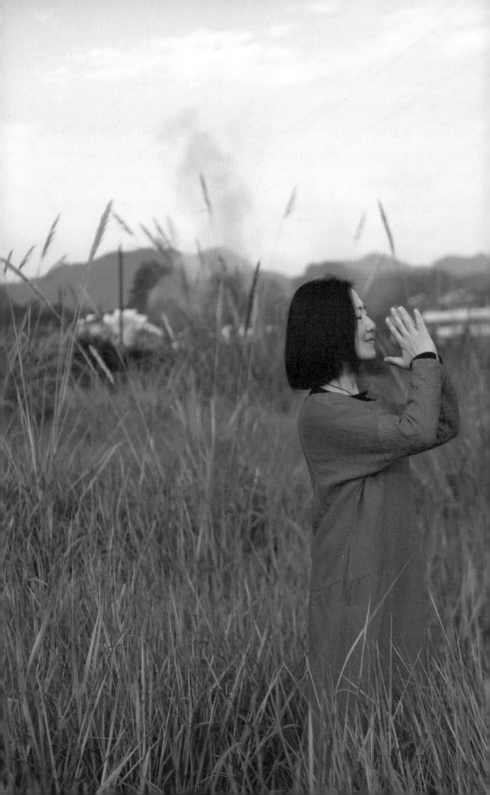

爱是一场修行

《瑜伽经》说："专念于刹那以及刹那在时间中的连续，便能获得分辨的知识。"当我们在冥想时，便认出这股欲望的背后无非是一个一个念头的接续，而开始训练仅仅看着，约束自己不再给它煽风点火，不去行动，它自然会渐渐过去。我们甚至发现，念头与念头之间是有空间的，我们甚至可以全然专注地卡在那个前念已去、后念未起的空间，瞥见瞬间的虚无和念头欲望的假象存在。此刻，我们将迎来的，不是抓耳挠腮的空虚与寂寞，反而是一种自足与喜悦的独存感。在那个瞬间，我们甚至与因果的链条脱节，而体验到无可言说的自由。即使只是片刻，也是生命之地前所未有的转化与提升。

所以，从来没有绝对的坏事或罪恶。当我们坦诚地认知到性能量的存在，不再贬低与逃避，并通过自律和练习慢慢提升性能量时，它反而通过觉知与日复一日的修行，成为一股温暖的原动力，冲开身体的阴暗与寒流，而导向灵性的光明与爱。这时，我们对于《瑜伽经》开篇所说的"瑜伽是整合联结"，不仅是智识上的学习了，更是一种真切的生命体验。

一个真正热爱与领悟生命真意的人，他的一生，无论生活或工作，或创作的文艺作品，一定是把爱内化与提升的过程。表达爱的方式也由于视角的变化而更加隐含与平静，没有轰轰烈烈的分分合合，却于细腻无言中感知爱的无尽。

这种基于个人却超越个人的爱的呈现与表达，会让追随者不仅得到精神的享受，更会在生命成长修行的过程中，得到教化与熏修。这时的艺术作品，已经开始与人的灵性教养联结，不仅是自己精神世界的事情了，更是带着信、愿、行在利他的道路上随缘而行。瑜伽，是这样的道途。

　　我们哪儿都没走远，却脚踏实地地生活在眼下。更愿在每个此刻，维护和欣赏心安的宁静；即使在生命的风口浪尖时，也努力维护动荡中的宁静与平衡。此时，我们再去观看路边的花草、日升日落，再进入哪怕最细碎的日常家务，都会带有对时光的感激与自足。我们对过去走过的爱恨离别，也无不带有感恩与祝福。曾经那些深深的伤害，难道不正是此刻的花朵吗？

　　成住坏空，尽在爱中。

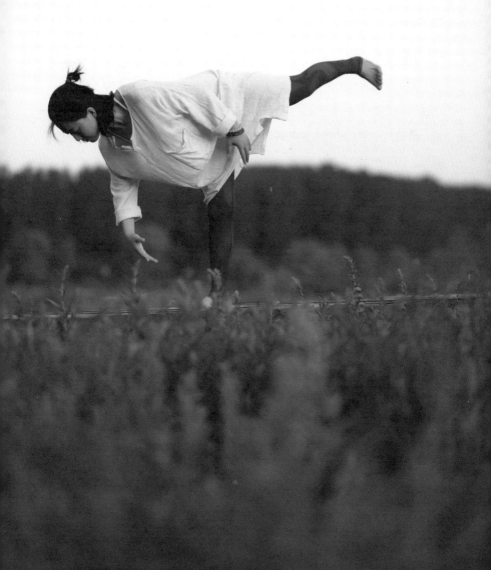

九式瑜伽功

九式瑜伽：

九式瑜伽是禅心瑜伽与冥想流派中的一套简单易行、效果深入的练习功法，由创始人牟木研发。结合印度传统瑜伽功与太极内家养生功的传承，通过九个序列的体位法与呼吸法练习，外抻筋拔骨，塑形减肥，调理腰脊；内平衡气血，排除湿寒，安神静心。

练习功效：

九式瑜伽能够在短时间内平衡身体阴阳，疏通气脉，使大脑和身体恢复活力。持续练习可以预防和辅助治疗颈椎病、腰椎病、肩周炎、静脉曲张等；排除体内湿寒胀气，使面色红润，精神饱满。对于禅修人群，每天配合练习这套动功，可以帮助疏通气脉能量，提升体内阳气，更快达到单盘、双盘，为深入禅修打好身体基础。

适合人群：

简单易学，适合男女老少（尤其久坐伏案人群、冥想禅修人群）随时随地作为日常瑜伽动功调理养生练习。

对于高血压或心脏病患者，有些动作会做简易变换的提醒。

温馨提醒：

1. 为能让大家更清晰准确地习练，我们附上了动作图解，请跟随老师的引导练习，直观地熟悉动作要领，再阅读以下说明深入了解。

2. 饭后至少一小时再开始练习。

3. 不能面对面指导，所以请大家务必小心，不要过度练习，放松而坚持即可。

4. 保持每日一组瑜伽练习是最佳的，至少一周三次，会有循序渐进的进步。

第一序列：颈部修复

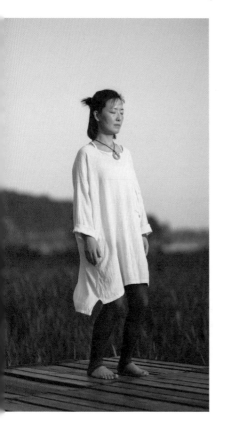

动作要领：

1. 选平坦之地，站在垫子或地面上。双脚分开与胯同宽，脚尖向正前方。微曲膝盖，低头看膝盖，不要超过脚尖，以防膝盖受力压迫而紧张。

2. 坐胯，尾骨微微卷下来，臀部放松，肚脐微微向后推正后方的命门穴，别塌腰。脊柱、背部保持垂直于地面。胸廓放松，不要挺胸。双肩放松，双臂自然垂落两边，双手五指放松。

3. 头顶心向天空微微引领，下颚微收，脖子后侧舒展，双耳放松，眉心放松，脸蛋儿放松。

4. 觉知呼吸，自然地呼吸，并且观察呼吸的长度、深度和频率，周身都放松。这样站五分钟，或者更长时间。待双腿渐渐温热，头脑渐渐放松。

功效：
站桩会放松大脑，把活跃在上半身的紧张之气疏通下来，促进全身气血循环，身心更快地安静下来，如果站十分钟以上，可以排除身体的湿寒胀气。

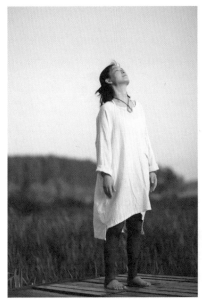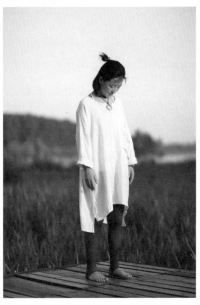

5. 在站桩的基础上（腿累了可以伸直膝盖），缓缓抬头，脖子前侧舒展，面向天空，双眼微闭，感受内在。双肩放松，脖子后侧放松，如果脖子后侧不舒服，就把头顶提起来一些。嘴唇微闭，觉知脖子前侧呼吸时的感受，数息8—10次。

6. 而后低头，下颚接近锁骨，脖子后侧延长，头顶向前放松，双肩放松，觉知脖子后侧呼吸时的感受，数息8—10次。

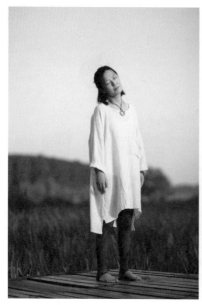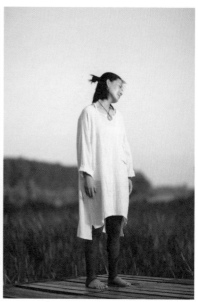

7. 而后以颈部下方为核心，用头顶画圆，顺时针转10圈，然后逆时针转10圈。注意体会转在每一个角度时，脖子四周肌肉的放松和舒展。如果哪里有僵紧疼痛，慢慢地经过，如同泉水慢慢浇灌土地的板结处，让气血渗透进去。而后回正，放松。

功效：

A.疏通颈部黄金三角区：活动枕骨下方第一颈椎与第二颈椎、大椎穴、肩井穴，排除进入肩颈的风寒。

B.疏通颈部黄金三角区两侧遍布的神经系统，减少头疼、头胀、头晕的症状。放松颈部，预防和辅助治疗颈椎病。

C.长期练习会使颈部修长，凸显锁骨与颈部线条的舒展，使气质挺拔。

第二序列：胸肺疏通

动作要领：

1. 在站桩的基础上（腿累了可以伸直膝盖），伴随吸气，双臂缓慢向两侧平举，掌心向下，不要太用拙力伸直，而是像翅膀一样舒张向两侧，始终感受掌心劳宫穴的舒张，举起的过程中可以自然呼吸，越慢越好。

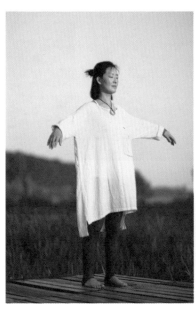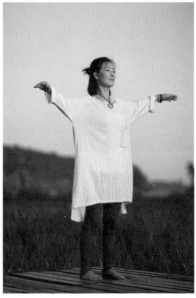

2. 伴随呼气，双臂缓缓沉落，感受劳宫穴，双
手五指自然舒张，似乎把掌心的气息收合回体
内。反复做5—8次，而后放松。

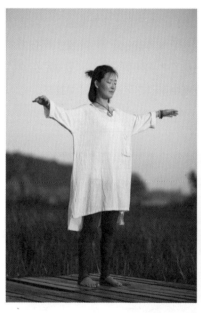 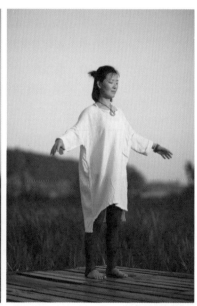

3. 双臂再次舒展向两侧，掌心反转向上，手掌
托天，五指自然舒张。把意识放在大拇指指甲
盖外侧的少商穴。伴随呼气，按压少商穴尽量
向后下方，其他手指自然跟随；伴随吸气手掌
转回向天空。反复做8—10次，感受肩膀、胸廓
的变化。

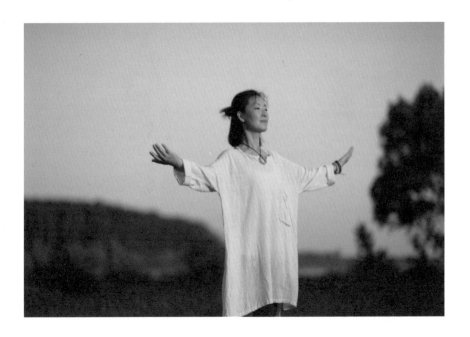

功效：

A.减少肩膀、肩胛、上背部的紧张，治疗肩周炎，祛除肩膀的寒气湿气。

B.扩展肩膀胸廓，减少包肩、驼背、耸肩，雕塑肩膀区域的线条，让气质挺拔。

C.少商穴是人体肺经最末端的穴位。疏通肺经，清除肺火，减缓咳嗽。

第三序列：脑部放松

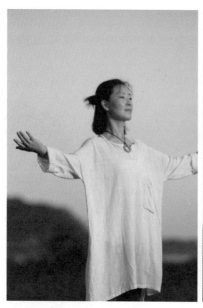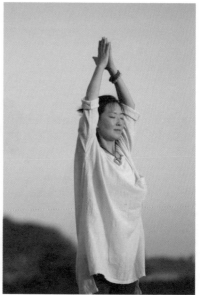

动作要领：

1. 接续前一序列的动作，双手缓慢向头顶方向伸展，双手尽量合十于头顶，双肩向下放松，别塌腰。吸气，体会双臂、侧腰肌缓缓舒展向天空；呼气，体会双腿、双脚向大地扎根。保持呼吸8—10次。

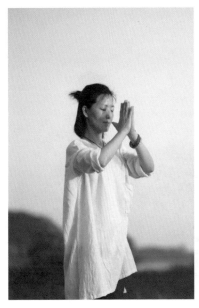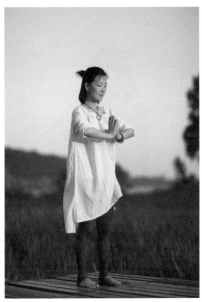

2. 伴随呼气，合十的双手缓缓沉落，直到大拇指对准鼻下人中穴停住，与鼻子保持一点距离，其他四指向上，自然呼吸，感受用呼气去触碰大拇指，意识集中在鼻端，感受呼吸的冷暖长短。保持呼吸8—10次。

3. 伴随呼气，合十的双手继续下降，直到大拇指对准膻中穴（双乳乳头连线的中点）停住，保持一点距离，不用挨着。双肩放松，左右小臂成一条线，双掌合紧，大拇指正对膻中穴，其他四指合十向上。停留3—5个呼吸。

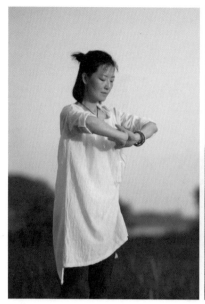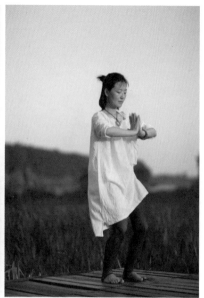

4. 伴随呼气，转中指向膻中穴，伴随吸气回来，反复做8—10次，手掌尽量合十。体会前胸后背的舒张和手臂的拉伸。停留五个呼吸，而后双手向前向下放松。

功效：

A.调整脊柱的不良姿势，挺拔背部，平衡体内腺体分泌。

B.通过对人中穴的净化与观想，醒神开窍，平衡气血，减少大脑的紧张焦虑，冷静头脑。缓解抑郁症、焦虑症、神经性失眠等慢性病症。减少面部的浮肿散乱，练习专注放松。

C.通过对膻中穴的净化与观想，减少胸闷、喘息气短的问题；预防乳腺炎、乳腺增生，丰胸美乳；保健心脏，减轻压力，避免烦躁、胸闷。使人心平气和，让心轮的练习带来内在喜悦的开启。

第四序列：肩膀调理

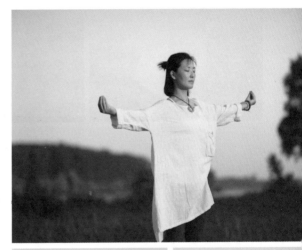

动作要领：

1.双臂再次向两侧舒展，翻转掌心向上，而后五指扣住，弯曲肘部，使五指刚好扣在肩井穴上，而后上下弹打肩井穴50次。

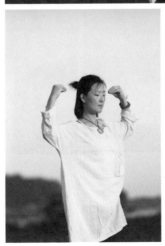

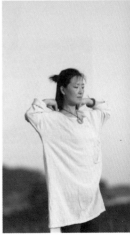

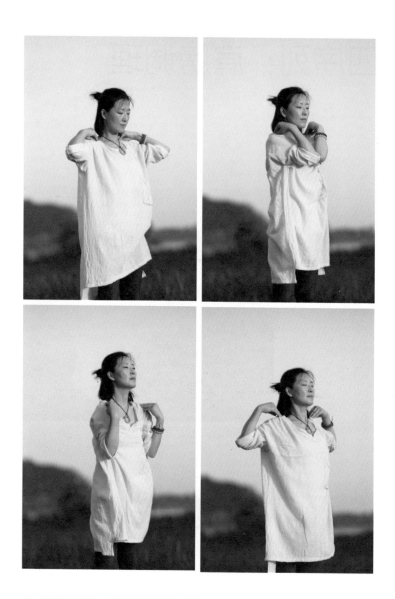

2. 五指扣肩膀，双肘放松休息片刻。而后双肘提起，向上、向前、向下、向后环绕。向前向下时呼气，向后向上时吸气，向前时双肘尽量相碰，并体会两肩胛与上背部的舒展。做10圈。

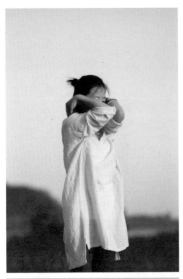

3. 手扣肩不动,肘部放松。而后反方向做10圈。双肘向前、向上时吸气,向后、向下时呼气,向前时双肘尽量相碰。

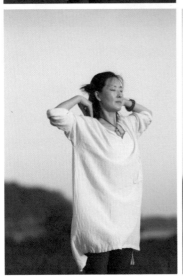

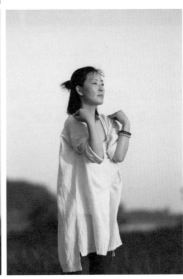

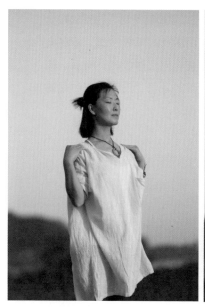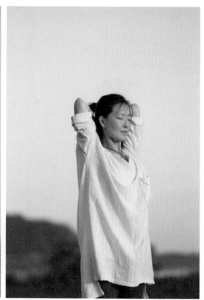

4. 手扣肩不动，肘部放松。吸气，手背头后相
碰；呼气，大臂贴住身体。反复5次。

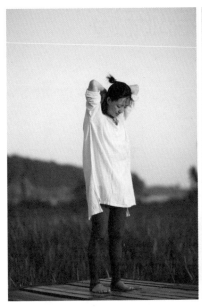
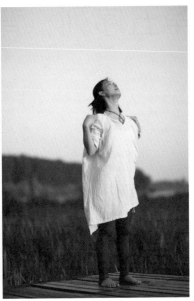

5. 接着加上头颈部和呼吸法：吸气，手背于脑后相碰，同时低头眼看脚尖；呼气，抬头眼看前上方的天空，同时张口吐气，可以把舌头也尽量吐出来，发出"哈"的音。重复5次。做完后放松回站姿休息。

功效：
A.减少肩膀、肩胛、颈椎和上背部的紧张；治疗肩周炎，颈椎病；减少包肩、驼背、耸肩。
B.疏通肩井穴，祛除肩膀的寒气湿气，同时放松肩膀，清醒大脑，释放压力。
C.吐故纳新，加深胸肺呼吸，吐出肺部浊气，滋养脏腑。
D.扩胸、丰胸。雕塑肩膀、胸廓与上背部的线条。促进面部血液循环，有很好的美容作用。

第五序列：背部疏通

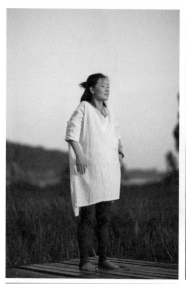 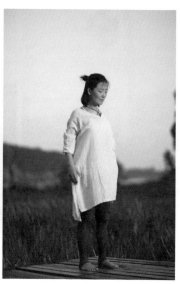

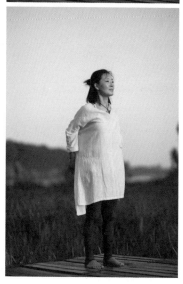

动作要领：

1. 在站桩的基础上（腿累了可以伸直膝盖，双脚累了向前挪一步，换个位置站立），环绕肩膀向前、向上，向后、向下，放松几圈。双肩向后时，双手十指交叉相握，落于臀部。

2. 吸气时，双手缓缓远离臀部，体会胸椎的扩张，眼睛看向前上方。呼气时，双手缓缓落回臀部，背部回归中正。注意呼吸的细腻缓慢，动作和呼吸配合。反复做8—10次，而后停在远离臀部的位置（如果双臂累了就打开手放松向两侧，再交叉握住）。

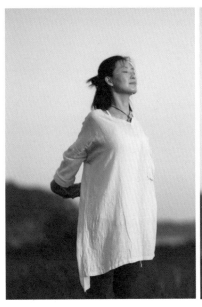 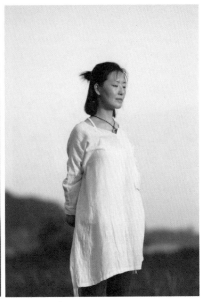

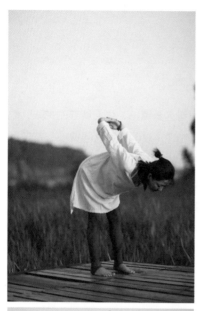

3. 伴随呼气，胯部前屈到平行地面的位置停住；吸气，双臂在背部延展，头顶向前，别驼背；呼气，尽量从腰部舒展双腿，双脚牢牢踏地，双臂尽量远离背部，体会背部的舒展、双臂的拉伸。

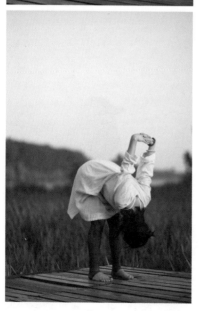

4. 将头部继续向下沉向大地的方向，加深背部的舒展。高血压、心脏病者不做，停在上一个步骤即可。

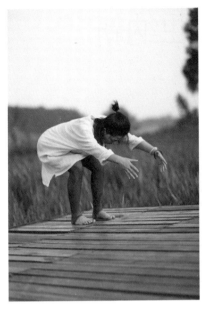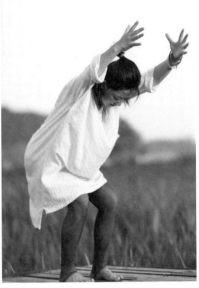

5. 8—10次呼吸后，双手落向背部，臀部向后下，膝盖弯曲九十度，像坐凳子一样，胯部向后抽，尾骨向下卷，别塌腰。双臂沿身体两侧贴耳而上，双掌相对，双肩放松。眼睛看膝盖，别超过脚尖。幻椅式，保持呼吸5—8次。

功效：
A.舒展胸椎，祛除郁闷之气。疏通手臂的三阴三阳经。减少大臂和肩膀的酸痛。
B.促进背部血液循环，帮助督脉输送阳气，提升精气神，减少疲劳。
C.放松神经系统，减少抑郁焦虑。
D.强健腹部器官，灵活髋关节，舒展腰椎，预防和缓解腰椎病。强健大腿力量。
E.减少腰部、腿部、臀部脂肪。塑造腰部、腿部、臀部线条。

第六序列：排浊纳新

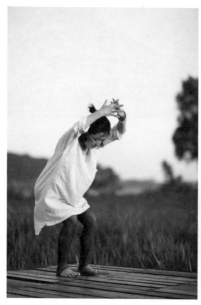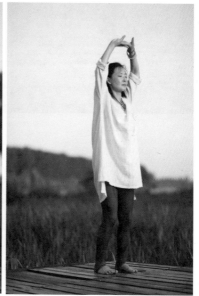

动作要领：

1. 双手交叉，翻掌向上，伴随吸气缓缓站起。

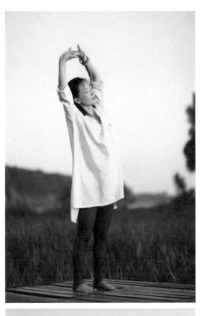

2．伴随呼气，身体向右上舒展，眼睛从左臂旁看向天空，左脚牢牢踩地。伴随吸气，回正。做5—8组。

3．伴随呼气，换另一侧，风吹树式。回正，放松双臂休息。反复做5—8组。

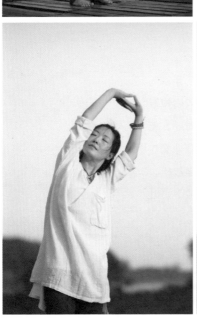

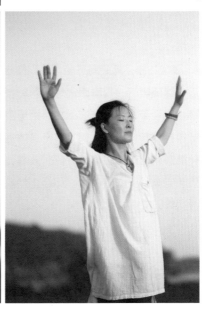

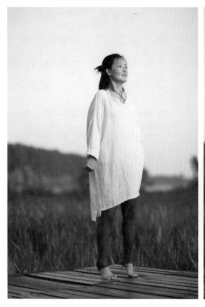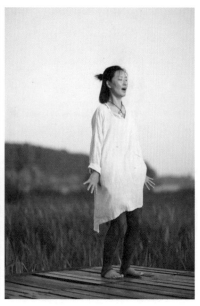

4. 稳定站立，脚尖向正前，双脚微分。手掌向后。伴随吸气，提脚跟离地，同时，双肩找双耳，双手手掌向后、向上提，别弯曲肘部。感觉自己提着一口气，保持整个身体垂直地面。伴随呼气，双脚跟砸地，同时双肩完全放松，双手完全舒张向下放松。体会全然的放下。吐故纳新，反复做10次。

功效：
A.风吹树式，减少腰部脂肪。塑造腰背、手臂线条。释放压力，塑造优雅体态。
B.吐故纳新排拙功：疏通整条中脉，加强排除中脉的淤堵之气。梳理脊柱，促进肠胃蠕动和消化，治疗便秘，帮助排毒。
C.清醒大脑，全身放松。也帮助全身毛孔舒张，促进血液循环，让皮肤恢复光泽。

第七序列：腰脊梳理

动作要领：

1. 坐在垫子上，双腿伸直向前。臀肌外翻，双脚脚尖向上，并微微回勾，脚掌舒展。上身垂直地面。将右膝盖弯曲，右脚踩在左大腿内侧，右膝盖落地，左腿伸直，左脚脚尖向上。吸气，延展腰身、双臂向上，伴随呼气，前屈身体，手落于小腿两侧。

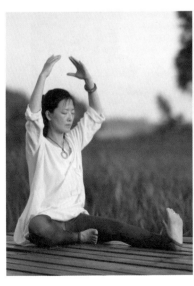 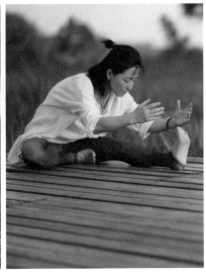

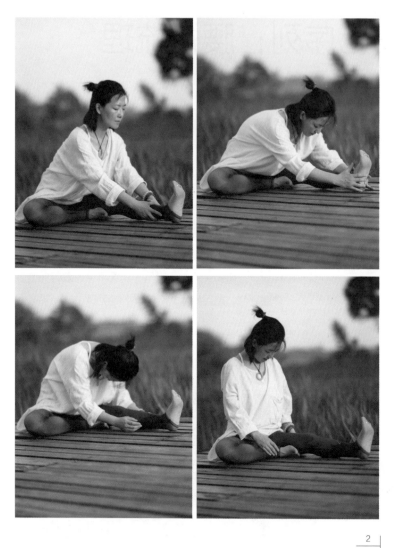

2. 伴随吸气再次延展脊柱背部，伴随呼气，加深前屈，手抓住小腿或脚两侧。双肩、双肘放松向大地。头顶放松。保持呼吸8—10次。

3. 放开双手，肚脐向后推后腰，卷脊自然起身。

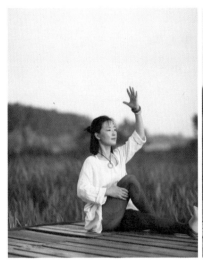 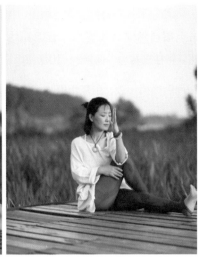

4. 而后将右脚放在左大腿外侧的地面，脚掌踩地，右手推右大腿向内合。

5. 伴随吸气左臂向上延展，伴随呼气，左肘顶在右腿外侧。

6. 伴随吸气，右臂向前向上画圈，伴随呼气，右手指自然向后找支点，五指扎地，掌心离地。脊柱扭转功，保持8—10次呼吸。

7. 而后换另一边，重复步骤1—6。

6
7

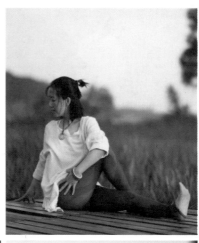

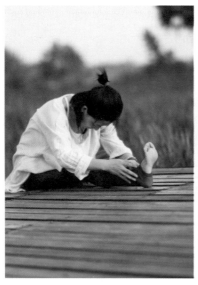

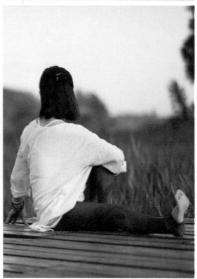

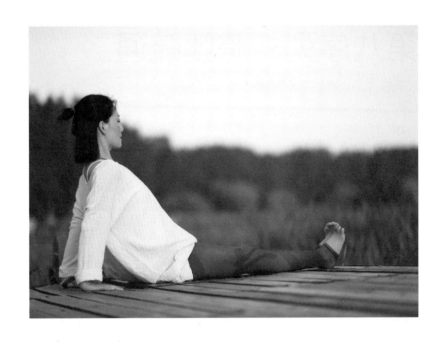

8. 做完后，伸直双腿放松。用双腿膝盖窝后侧（委中穴）拍打地面，促进排毒。

功效：

A.疏通膀胱经，膀胱经贯通身体上下，是人体排毒的大通道。

B.清洁内脏，排除毒素和多余的热量。按摩肠道，改善消化系统和泌尿系统。

C.舒展腿部韧带、拉伸脊柱、髋部、腿部肌肉。促进背部、腿部血液循环。

D.缓解疲劳和焦虑，减轻头痛和失眠症状。

E.减少腰腹部的脂肪，塑造腰部、胸廓的性感线条。

第八序列：胯腿疏通

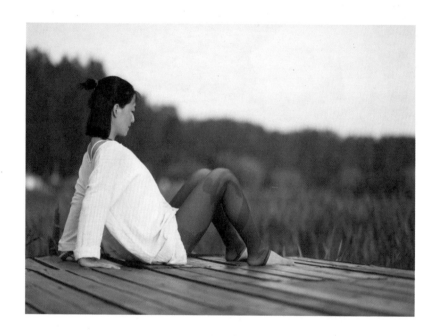

动作要领：

1. 回到坐姿，双腿并拢。双手向臀后一掌外按压地面，指尖向前，五指舒展压地。双脚踩在双膝外侧的地面。

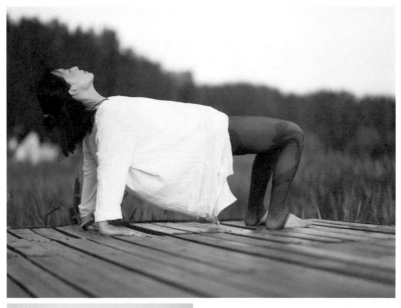

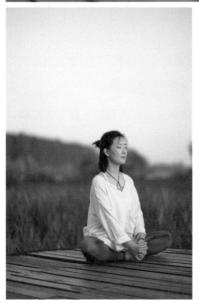

$\dfrac{2}{3}$

2. 臀部离地，将头部、双膝向前后舒展，让身体成为一个桌子。手臂、小腿尽量垂直地面，身体尽量保持平行。桌式，保持呼吸5—10次。

3. 臀部落地，双脚脚掌在会阴前相合，双手抓双脚脚尖，上下活动膝盖，束角式保持8—10次呼吸。

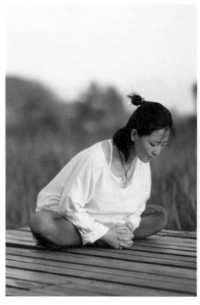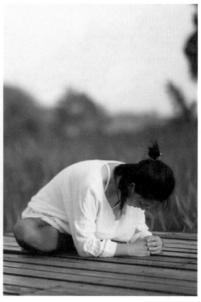

4 | 5

4. 而后双手抓双脚脚尖，吸气，延展脊柱；呼气，肘部向后弯曲，身体向地面落地。

5. 可以的话，把肘部压在大腿或小腿上，肩膀、背部、头顶放松向地面。帮助自己开胯。束角式前屈，保持1—3分钟，而后坐回。

功效：

A.打开胯部，伸展髋关节，调整盆腔内的气血循环。

B.强化后背肌肉，消除驼背。强健腿部肌肉，稳定骨骼。梳理脊柱。

C.伸展和放松两大腿内侧的各条肌肉和腱带，所以就使这样的冥想坐姿较为容易做。

D.束角式帮助打开髋部和腹股沟，减少胯部僵紧，促进冥想坐姿稳定。

E.增进腹部、骨盆及背部的血液循环，可使肾脏、前列腺和膀胱保持健康，滋养生殖系统。缓解坐骨神经疼痛以及静脉曲张。

F.维持卵巢健康，改善月经不调，缓解痛经和月经量过多的症状。

第九序列：腰腹按摩

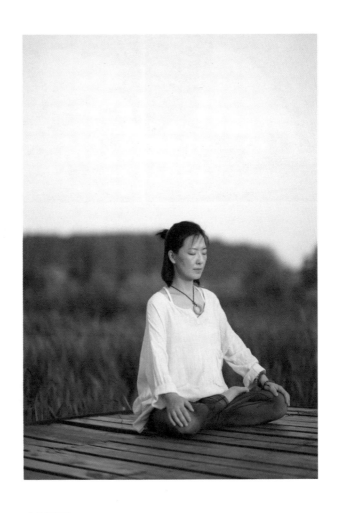

动作要领：

1. 单盘为最佳。双手扶在双膝上，轻轻按压保持稳定。

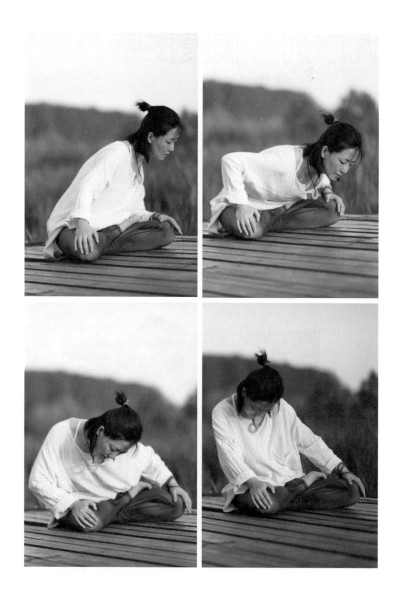

2. 身体微前倾，臀部不要离开地面。以腰部为轴，用头顶心引领上
身围绕腰部画圆。顺时针转10圈，逆时针转10圈。

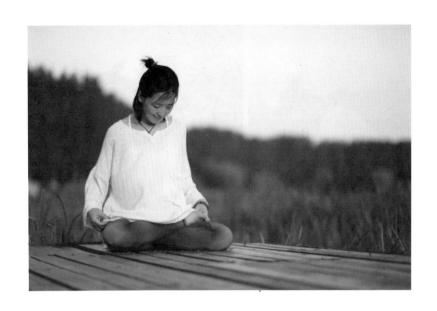

3. 自然呼吸。注意不要仰头，也不要挺胸、仰身，
周身放松。体会腹部内的松静滕然，整个身体如同
置身大海，意识观想、五脏六腑随着周身的放松旋
转而得到按摩。节奏缓慢、心情宁静，微闭眼睛，
神情放松，如同在大海上享受漂浮。

4. 做完后回正，将双腿盘双莲花状，困难的话，就
单盘或者散盘。

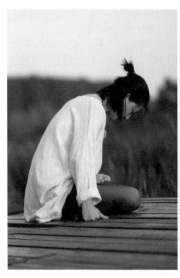
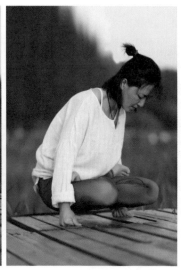

5. 双手拳头握住，让拳面在大腿中部的外侧一掌处压地。背部自然向前微微拱起。不要抬头挺胸，身体不要后仰。

简易做法： 吸气，拳面推地，让臀部离地；呼气，张口吐气，整个臀部落向大地。注意身体始终保持前卷，保护腰椎不会受伤。反复10次。

完整做法： 双盘坐姿。吸气，拳面推地，让臀部双腿全部离地；呼气放松手，臀部双腿落向大地。反复10次，感受周身毛孔舒张。腿部完全放松。

注意： 一定不强求练习，循序渐进，双腿会自然慢慢放松。

功效：

A.灵活腰椎，按摩腰腹，舒展胯部，排除腹部的胀气与浊气。按摩腹部器官，促进肠胃消化，缓解便秘，减少腹部脂肪堆积。

B.活动脊柱周边的神经和肌肉群，促进腰背部血液循环。有利于禅坐冥想进入沉静清明的状态，是非常好的冥想前的练习功。

C.帮助练习者疏通腿部经络，更快达成单盘、双盘，进入深入的冥想练习。

D.疏通膀胱经，有利于排毒，排除体内湿寒障碍，更快达成久坐稳定与清明。

E.改善面部肌肤。激活能量，饱满精气神，让皮肤透亮。

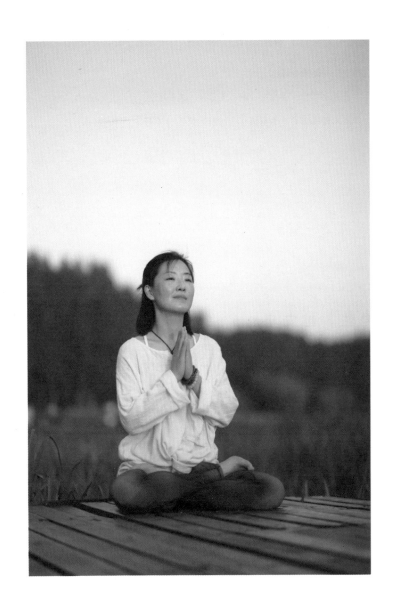

愿这套九式瑜伽功，用"温暖与宁静"与大家结缘！

Namaste，牟木合十祝福！

图书在版编目（CIP）数据

越专注，越安宁 : 瑜伽与冥想 / 牟木著 . — 北京 : 北京时代华文书局，2021.11（2022.6 重印）

ISBN 978-7-5699-4460-0

Ⅰ . ①越… Ⅱ . ①牟… Ⅲ . ①瑜伽－基本知识 Ⅳ . ① R793.51

中国版本图书馆 CIP 数据核字（2021）第 226170 号

越 专 注 ， 越 安 宁 ： 瑜 伽 与 冥 想
YUE ZHUANZHU YUE ANNIGN YUJIA YU MINGXIANG

著　　者｜牟　木

出 版 人｜陈　涛
图书策划｜陈丽杰
责任编辑｜袁思远
执行编辑｜高春玲
责任校对｜陈冬梅
内文摄影｜耀　谛
封面设计｜孙丽莉
版式设计｜段文辉
责任印制｜訾　敬

出版发行｜北京时代华文书局 http://www.bjsdsj.com.cn
　　　　　北京市东城区安定门外大街 138 号皇城国际大厦 A 座 8 层
　　　　　邮编：100011　电话：010-64263661　64261528
印　　刷｜三河市嘉科万达彩色印刷有限公司　电话：0316-3156777
　　　　　（如发现印装质量问题，请与印刷厂联系调换）

开　　本｜880mm×1230mm　1/32　印　张｜7　字　数｜190 千字
版　　次｜2022 年 3 月第 1 版　　　印　次｜2022 年 6 月第 2 次印刷
书　　号｜ISBN 978-7-5699-4460-0
定　　价｜47.00 元